Le double déni de grossesse

Psycho - logiques

Collection fondée par Philippe Brenot
et dirigée par Joël Bernat

Sans exclusives ni frontières, les logiques président au fonctionnement psychique comme à la vie relationnelle. Toutes les pratiques, toutes les écoles ont leur place dans Psycho - logiques.

Dernières parutions

Patrick Ange RAOULT, *L'identité nouvelle du psychologue. Positionnement clinique paradoxal*, 2020.

Pierre DELMAS, *Le coup de foudre et ses diverses manifestations*, 2020

Christian GAUFFER, *Les dessous des violences conjugales*, 2020.

Pierre LEGRAND, *Anti-manuel de psychiatrie*, 2020.

Pascale CASTRO-BELLOC, *Le pervers narcissique et ses masques. Le mythe, son cheval de Troie*, 2020.

Cécile WYLER (dir.), *La thérapie par la ChoZif' ou l'art de mettre en scène l'inconscient*, 2020.

Anna CURIR, Fernando DE FELICE, *De la science-fiction à la science*, 2020.

Sébastien PONNOU, Christophe NIEWIADOMSKI (dir.), *Pratiques d'orientation clinique en travail social*, 2020.

Stéphanie GERMANI, *Coulisses de psychothérapies (en prison)*, 2020.

Ginette JUBINVILLE, *L'art et l'architecture au temps des premiers aliénistes français*, 2020.

Jean-Paul DESCOMBEY, *La psychiatrie sinistrée, toujours*, 2019.

Claudine LEGUEIL BOURDIOL, *Promenade en violence. Et si l'agresseur était aussi une personne ?*, 2019.

Marie-France BLÈS, *S'adresser à l'autre, Regards croisés sur le langage de l'adulte, du bébé et de l'adolescent*, 2019.

Bernard MAROY, *La dépression et son traitement. Aspects méconnus*, Nouvelle édition, 2019.

Karine Denza

Le double déni de grossesse

Corps, psyché et gestation

L'Harmattan

5-7, rue de l'Ecole-Polytechnique, 75005 Paris
http://www.editions-harmattan.fr
ISBN : 978-2-343-22174-8
EAN : 9782343221748

REMERCIEMENTS

Je remercie mon guidant de mémoire Guy Lesœurs pour ses conseils et son écoute.

L'IFAPP et notamment Philippe Schaller pour ses apports théoriques et la qualité de ses interventions ainsi que les intervenants de l'IFAPP.

Je remercie les femmes qui ont accepté de témoigner et qui ont été d'une extrême disponibilité pour parler d'un sujet aussi délicat.

Je remercie notamment Sophie, sage-femme, pour son témoignage, sa disponibilité, ses qualités humaines et son aide précieuse.

Je remercie également Sabine, psychologue d'avoir répondu à mes questions.

INTRODUCTION

Elle s'appelait Corinne. Nous étions en classe de première et nous avions 17 ans chacune. Elle avait l'allure d'un garçon manqué, les cheveux toujours attachés, en jean, baskets et tee-shirt. C'était une personne douce, effacée et qui parlait peu. Elle m'intriguait.

Un jour, je ne l'ai plus vue en classe. Je me suis renseignée auprès de ma professeure qui m'a dit « Corinne était enceinte sans le savoir et elle vient d'accoucher, nous ne la verrons plus » et effectivement, je ne l'ai jamais plus revue.

J'ai toujours pensé à Corinne comme si mon inconscient savait que j'allais la rencontrer un jour.

Pendant l'écriture de ce mémoire, j'ai appris lors d'une soirée de retrouvailles avec des amis du collège, alors que cela faisait plus de 25 ans que je n'avais pas eu de nouvelles de Corinne, que son fils, né à l'issue de ce déni de grossesse, était décédé.

Cette annonce m'a bouleversée.

Le sujet du déni de grossesse m'a toujours intéressée, et ce avant même que je sache que cela s'appelait un déni de grossesse. Après m'être documenté de manière plus approfondie par des lectures d'ouvrages spécialisés, assez peu nombreux au demeurant, je me suis posé des questions qui ne m'ont pas quittée et ne me quitteront plus. Si mon travail de recherche sur ce sujet difficile ne m'a pas apporté de réponses certaines et validées, j'ai pu suivre des pistes qui m'ont fait beaucoup réfléchir. Ce mémoire représente le reflet bien modeste de mon questionnement.

Si le déni de grossesse ne figure pas comme tel dans le *Vocabulaire de la psychanalyse* (Laplanche & Pontalis, 1974), la recherche que j'ai entreprise et dont je fais part dans ce travail est de nature psychanalytique, car elle fait référence au terme « déni » qui apparaît dans le petit livre rouge, c'est-à-dire à un mécanisme de défense que Sigmund Freud puis sa fille Anna ont défini comme plus puissant que le refoulement dans *Le moi et les mécanismes de défense* écrit en 1949. Nous détaillerons donc ce mécanisme de défense (immature) contre l'angoisse.

Selon Bardou et coll. (2006), le déni de grossesse renvoie à des structures de personnalité allant de la « normalité à des formes plus graves de psychopathologie ». Il s'agit d'un mécanisme de défense immature et archaïque (Dayan et coll., 1999).

Cette stratégie défensive inconsciente contre l'angoisse (de porter un enfant ? d'enfanter ? d'être mère ?) contient et maintient la totalité de l'être somatopsychique, même chez des structures de personnalité non pathologiques (Dayan et coll., 1999).

Il est indéniable que, comme tout « événement humain », la grossesse implique autant le corps que le psychisme.

Dans un déni aussi puissant que celui du déni de la grossesse, qui met en scène la psyché et le corps, ceux-ci ne peuvent qu'être étroitement associés. Par ce déni, c'est l'unité corps-esprit qui se préserve contre l'angoisse.

C'est pourquoi j'ai choisi comme fil directeur et titre de mon mémoire le double déni de grossesse. Je dois expliquer mon titre qui peut sembler ambigu : je considère que le déni est double, car il concerne le déni par la psyché, mais aussi par le corps. Il est aussi double car la société est en déni du déni de grossesse.

On parle de déni de grossesse lorsque la femme apprend qu'elle est enceinte à partir de la quatorzième semaine d'aménorrhée. Il y aurait, selon Gaëlle Guernalec-Lévy, qui a écrit *Je ne suis pas enceinte* en 2007, un à trois cas de déni de grossesse pour mille naissances. Selon les journalistes du documentaire diffusé sur France 5 le 9 octobre 2018 intitulé *Déni de grossesse à mon corps défendant*, le déni de grossesse concernerait 600 à 1 800 femmes par an. Un bébé né toutes les 6 heures serait né à l'issue d'un déni partiel ou total.

D'après Marie, puéricultrice travaillant en milieu hospitalier (voir son témoignage téléphonique de 2018), ce chiffre serait sous-évalué.

Il est primordial de bien faire la différence entre le déni partiel et le déni total et de s'attacher à la structure psychologique de ces femmes ainsi que leur environnement familial et pourquoi pas, d'envisager aussi les aspects trans-générationnels.

En effet, dans le déni partiel, à la différence du déni total, la future mère a un peu de temps pour faire connaissance avec son bébé, se représenter son enfant et vivre sa grossesse et la transformation de son corps qui en résulte.

Dans le déni total, la femme apprend qu'elle est enceinte peu de temps avant l'accouchement et, lorsqu'elle accouche, elle est malheureusement quelquefois seule. La levée du déni de grossesse coïncidant avec la naissance de l'enfant, c'est donc beaucoup plus violent pour la femme. L'accouchement induit alors un état psychique particulier qui peut provoquer une décompensation, un morcellement, car, dans certains cas, l'enfant n'a jamais existé pour elle et n'existera pas plus lors de la naissance.

Souvent, ces femmes ne sont pas crues ; elles sont considérées comme dissimulatrices alors que le regard des autres est important pour elles, car beaucoup de culpabilité les habite.

Le déni touche toutes les classes sociales, toutes les femmes en âge d'enfanter, aucun critère commun ne semble exister.

Cependant, selon Sophie Marinopoulos et Israël Nisand, auteurs de *Elles accouchent et ne sont pas enceintes* (2011), le déni n'arrive pas à tout le monde, « il arrive dans des milieux familiaux où règne une certaine misère affective ».

Il existe aussi, selon certains auteurs, une complicité familiale.

Si je pense que le terme de « misère affective » est peut-être trop fort, en revanche, je crois en tant que psychanalyste qu'un traumatisme subi dans l'enfance peut suffire pour provoquer, plus tard, un déni de grossesse. Ce traumatisme familial peut ne pas être le fruit d'une misère affective, mais avoir entraîné une névrose d'angoisse chez la petite fille qui se fixera à l'âge adulte.

L'amalgame est trop souvent fait entre déni de grossesse et mère néonaticide.

En effet, Marinopoulos et Nisand (*op. cit.*) nous indiquent que sur cinq néonaticides à l'issue d'un déni complet, quatre ne portent aucun stigmate de violence ayant entraîné la mort.

De plus, lors des néonaticides, il peut s'avérer que ces femmes ne tuent pas leur bébé, mais une partie d'elle-même au sens psychanalytique : je développerai ce point dans la partie discussion.

Comme je l'ai déjà écrit plus haut, le déni de grossesse est en lien avec les mécanismes défensifs suivants : déni, dénégation et forclusion. La dissimulation de grossesse, au sens psychanalytique, est consciente, la femme se sait enceinte, mais le cache à son entourage.

Lors du déni de grossesse, il apparaît que le corps et la psyché sont unis pour nier, car ils sont intimement liés, la plupart des auteurs nous parlent de ce lien corps et esprit nécessaire pour la constitution du déni de grossesse.

Nous touchons là à la puissance de l'inconscient et notamment le concept *d'inconscient corporel* formulé par Didier Anzieu dans *Le Moi-Peau* (1985).

Selon Sigmund Freud le premier refoulement créerait l'inconscient. Ainsi, le refoulement de l'idée d'être mère crée l'inconscient qui va supporter son déni et qui va transmettre à son corps ce déni. Le processus de grossesse sera alors ralenti (influence hormonale) et l'enfant se positionnera derrière les côtes de la mère.

Le déni de grossesse est encore un sujet tabou dans le monde. La société en fait également un déni, y compris une partie du monde médical. Sans doute est-il trop difficile d'accepter que l'inconscient puisse avoir autant de force ? Cependant, nous verrons que le témoignage de Sophie, sage-femme, tend à démontrer que les mentalités du corps médical évoluent et que ces femmes sont prises en charge de manière bienveillante et sans jugement.

Très souvent, la naissance de l'enfant et la levée du déni ne coïncident pas, en effet, la mère reconnaît l'enfant quand un membre de la famille vient les voir et que ce dernier reconnaît lui-même cet enfant. De ce fait, il prend une place dans la lignée famille, la levée du déni est donc différée.

Le déni est-il toujours un mécanisme de défense levé ?

Cette question peut valablement se poser lorsque le déni de grossesse est suivi d'un déni d'être mère et d'un déni d'enfant.

Lors de la levée de ce déni, la plupart des mères accueillent leur enfant dans de très bonnes conditions, les mêmes que les femmes ayant eu une grossesse classique. Cependant, la culpabilité peut persister. C'est ainsi que Lise (vignette clinique n° 1) indique, quand elle est interviewée, qu'elle a mis presque 9 ans à ne plus se sentir coupable.

Le principe d'incertitude gouverne le déni. On en revient à l'incertitude primaire, celle qui concerne le père. Dans le cas du déni, c'est également la mère qui devient incertaine, car même après la naissance, quelquefois, l'enfant n'est pas, pour elle, le fruit de sa chair physique et psychique.

Au XXIe siècle, ce sujet est toujours dérangeant, énigmatique, et ces femmes sont souvent stigmatisées même si les mentalités ont tendance à évoluer. Or, en tant que psychanalyste, il me semble important d'être bienveillant envers ces femmes qui ont pour la plupart un grand sentiment de culpabilité et qui ont vécu leur grossesse comme « une effraction psychique insupportable », comme l'écrit Benît Bayle dans l'ouvrage *Le déni de grossesse, un trouble de la gestation psychique* (2016).

Articulation du mémoire :

Dans une première partie théorique, après avoir défini la grossesse et le déni de grossesse notamment du point de vue médical et juridique, je reprendrai quelques éléments de la métapsychologie de Freud et notamment de l'ouvrage de sa fille Anna, *Le moi et les mécanismes de défense* (1949) pour rappeler que le déni est un mécanisme de défense inconscient de type psychotique contre l'angoisse.

Je reprendrai ensuite, en m'appuyant sur la théorie psychosomatique, des exemples où le corps peut être l'objet d'un déni comme, par exemple, dans la maladie (Célérier, 2004) et le rôle complémentaire, sinon prépondérant, qu'il peut jouer dans le déni de grossesse.

Je traiterai du déni de grossesse et des néonaticides en rappelant que les néonaticides restent l'exception et donc essayerai modestement de tordre le cou aux annonces et articles sensationnels des médias à ce sujet.

Dans ce difficile sujet du déni de grossesse, il est légitime de se poser la question de savoir lequel du corps ou du psychisme est à l'origine du déni ?

En tout cas, il nous apparaît que le psychisme et le corporel sont très interdépendants dans le déni de grossesse dans la mesure où la grossesse n'est pas conscientisée (la caractéristique du déni n'est-elle pas d'être inconscient ?) et qu'elle n'est pas non plus vécue au plan corporel. S'agit-il d'un accord ? D'un arrangement ? D'une influence de l'un sur l'autre et inversement ? Ces questions seront abordées dans la partie théorique de mon mémoire et lors de la discussion.

Dans la seconde partie réservée à la clinique, je décrirai des vignettes cliniques, des témoignages, et ferai appel à des témoignages de soignants (sage-femme, psychologue).

En complément, j'analyserai un documentaire TV récent sur ce sujet et le débat qui a suivi ce documentaire.

La discussion permettra de mettre en tension la partie théorique et la partie clinique et d'apporter quelques éléments de réflexion non seulement sur la question centrale, mais aussi sur des points comme :

- Le déni de maternité est-il assimilable au déni d'être mère ?
- La levée du déni intervient-elle forcément avec la naissance de l'enfant ou bien le déni se poursuit-il et

aurait-il pour conséquence d'affecter le développement de l'enfant et notamment la relation mère-bébé ?

- Existe-t-il une complicité familiale ?
- La raison pour laquelle il existe si peu de recherches sur le déni de grossesse et encore moins d'informations sur les conséquences psychologiques pour les enfants nés à l'issue de ce déni (j'insiste sur ce dernier point, car il est injuste d'écrire qu'ils sont nés ou issus du déni lui-même et encore plus de les qualifier « d'enfants du déni »).
- Pourquoi les femmes en déni de grossesse n'ont-elles pas forcément un suivi psychologique adapté, proposé après leur accouchement ?
- Pourquoi la société est-elle si frileuse à parler de ce déni et pourquoi ces femmes sont-elles souvent prises pour des dissimulatrices ?
- Et enfin, si la dissimulation (temporaire) d'une grossesse chez la femme n'a pas les mêmes conséquences que le déni de grossesse *per se* ?

La rédaction d'un mémoire sur un sujet aussi sensible n'est pas aisée, surtout d'un point de vue psychanalytique. Il est difficile de n'être que descriptive d'un tel phénomène sociétal et individuel, de plus méconnu ou du moins mal connu, sans prendre parti. J'ai essayé de rester objective et de gérer mon contre-transfert. C'est un défi, mais aussi une excellente opportunité pour qui veut devenir psychanalyste d'éprouver ses capacités à formuler des hypothèses et à chercher à cerner un Réel (dans le sens lacanien du terme) par la pensée et le concret de l'écriture. Cette épreuve m'aura, à tout le moins, permis de rester humble par rapport aux événements de la vie, aux arcanes infinis de l'inconscient au travail, et ce dans l'univers rempli d'incertitude que constitue la psychanalyse par essence indicible et inaudible.

I

THEORIE

1.1- La grossesse : point de vue sociologique

Je ne peux valablement m'intéresser au déni de grossesse sans expliquer brièvement, les étapes d'une grossesse consciente, « normalement » vécue par le corps et la psyché d'une femme :

Tout le monde sait que la grossesse est décomposée en trois trimestres et j'ajouterai en tant que femme que chaque grossesse est unique :

Le premier trimestre : le corps de la femme change peu. Elle peut avoir des nausées, ressentir de la fatigue. La première grande étape est le test de grossesse qui doit apprendre la bonne nouvelle si la grossesse est désirée bien évidemment et une confirmation de la grossesse par la prise de sang. La femme a pu savoir qu'elle était enceinte, car elle n'a pas eu de saignements mensuels, autrement dit ses règles, on parle aussi d'aménorrhée c'est le premier signe d'une grossesse éventuelle. Dans le cas d'un déni de grossesse, les femmes ont la plupart du temps des saignements, ces derniers ne disparaissent pas, car souvent la femme est toujours sous pilule contraceptive et même lorsque les femmes ne sont pas sous pilule, il peut arriver que les saignements disparaissent au bout de quatre ou cinq mois de grossesse.

Ensuite, toujours lors du premier trimestre, la femme se rend chez son gynécologue pour un premier examen prénatal obligatoire en France, une première échographie est faite. Nous voyons donc qu'à la fin des trois mois de grossesse, un lien mère-fœtus est déjà présent, et il l'est dès le test de grossesse, puis la femme ne sera plus jamais seule avec son fœtus, la grossesse sera toujours médicalisée dans les pays développés.

Le deuxième trimestre : le corps de la femme commence à changer, la femme peut ressentir son enfant bouger. En général, la femme est moins fatiguée lors du deuxième trimestre. Ce trimestre est important, les démarches sont faites pour l'entrée en maternité. Lors de ce deuxième trimestre, il y a beaucoup d'examens médicaux obligatoires et j'insiste sur le terme obligatoire, notamment l'échographie du deuxième trimestre, et il est à noter que les parents peuvent demander à connaître le sexe de leur enfant.

Le troisième trimestre : la femme commence à être moins autonome, car plus « grosse », le ventre commence à prendre une place importante. Ce trimestre est marqué par la dernière échographie. Durant ce dernier trimestre, les futures mères se posent beaucoup de questions quant à leur accouchement et quant à l'arrivée du bébé, comment en prendre soin ? Elles investissent au sens psychanalytique leur futur enfant et se le représentent.

La maternité débute donc avant l'arrivée du bébé. À titre personnel, je me souviens d'avoir eu le sentiment qui ne m'a jamais quitté, d'aimer ce bébé immédiatement dès la lecture du test de grossesse et donc d'aimer une personne que je ne connaissais pas encore.

Ces trois trimestres sont importants pour faire connaissance avec le bébé et aussi pour accepter les changements de son corps. Ce corps qui change de façon spectaculaire et qui se modifie pour permettre au bébé de se développer et de vivre à l'intérieur de ce corps et pour permettre l'accouchement.

Dans le cas d'un déni de grossesse, le corps ne se métamorphose pas et le bébé se place derrière les côtes, le ventre ne grossit pas, les règles sont souvent présentes, rien ne laisse présager que la femme est enceinte ou du moins les signes que le corps manifeste ne sont pas interprétés comme tels par la femme, car pour elle, c'est impensable qu'elle soit enceinte, ce n'est pas représentable. Il en est de même, nous le verrons, pour la dénégation de grossesse, la femme se sait enceinte au début, puis l'oublie véritablement et le corps ne manifestera pas cette grossesse.

Dans le cas de déni total, le lien mère-enfant ne se fait pas pendant la grossesse.

La grossesse passe inaperçue et donc le lien qui en découle ne peut évidemment pas se faire. Cela aura-t-il des incidences psychologiques sur les enfants nés à l'issue de ce déni ?

Béatrice Jacques (2007) indique que la « grossesse si elle n'est pas pathologique, est aujourd'hui médicalisée ».

En effet, la médicalisation de la grossesse est la norme. Dès que la femme sait qu'elle est enceinte (test de grossesse), elle va en général prendre un rendez-vous avec son gynécologue ou son médecin généraliste.

En fait, la femme enceinte reste un mois seulement sur les neuf mois de grossesse sans assistance médicale. Les médecins, sage-femme, anesthésistes, échographies, etc. l'accompagneront tout au long de sa grossesse.

Donner la vie à la maison fut, jusque dans les années 1930, le seul choix offert à la grande majorité des femmes, cependant les femmes n'accouchaient pas seules. Il est important de noter que depuis la nuit des temps, aucune femme n'accouche seule, ceci est justement rappelé par Marinopoulos et Nisand (*op. cit.*), et ce, quelles que soient les cultures.

Je dirais même que c'est quasiment une Loi de la nature.

Être enceinte, c'est également montrer au monde que l'on a une sexualité, et d'un point de vue psychanalytique que nous sommes Féminin.

La femme perpétue l'espèce et les autres ont un regard sur sa grossesse, car elle est visible de tous. La grossesse est également un état d'être.

Je terminerai par cet écrit du professeur Didier Sicard (2002) :

> La grossesse n'est plus une attente confiante : Lui, l'être le plus fragile, qui n'a que sa mère comme soutien, comment perçoit-il sa mère devenue son ennemie ? […] Chaque enfant à naître devient suspect, porteur potentiel d'un handicap que les échographies traquent dans leur moindre recoin. La naissance d'un être humain, assimilée à un produit maîtrisable, jetable, autorisé, préfigure peut-être le désastre à venir d'un aquarium humain comme type d'humanité.

En effet, aujourd'hui la grossesse est sans doute surmédicalisée et l'enfant suspect dès la conception Je ne pense pas contrairement au professeur Sicard qu'il perçoit sa mère comme une ennemie, mais que la mère est beaucoup moins sereine, car soumise à trop d'examens médicaux, qui certes, sont nécessaires, car ils préviennent de certaines maladies, mais très anxiogènes dans certains cas. Cette surmédicalisation peut être source de pression constante pendant neuf mois pour certaines femmes et cette pression pourrait, peut-être, expliquer une des causes contemporaines du déni de grossesse : la grossesse deviendrait anxiogène pour certaines femmes, car surmédicalisée, c'est une question à se poser et une approche qui me semble plausible d'un point de vue psychanalytique.

Les femmes qui dénient leur grossesse n'ont donc pas accès à toutes ces étapes qui paraissent indispensables, mais qui pour certaines peuvent être inconsciemment source d'angoisse, le déni de grossesse serait peut-être un moyen de se protéger contre cette angoisse.

D'ailleurs, certaines femmes enceintes que je connais me parlent du « parcours du combattant », je dirai même du parcours de la combattante, elles sont rassurées, mais le nombre d'examens médicaux et d'intervenants, se multiplie trop et trop vite.

J'ai également eu ce sentiment lorsque j'étais enceinte de mon second fils, j'en avais plus qu'assez des examens médicaux qui me semblaient trop nombreux, Ils représentaient pour moi, une perte de confiance en la nature, un contrôle extrême.

Pour certaines femmes, c'est comme si leur corps ne leur appartenait plus, mais appartenait uniquement à ce fœtus et ne servait plus que de réceptacle niant le rapport mère-fœtus et la confiance qui se crée entre la mère et le fœtus.

Je pense également aux échographies en 3D, le fœtus peut être vu dans les moindres détails, toute surprise liée à l'arrivée de la vie est enlevée, tout est vu, disséqué.

Cette analyse est bien sûr valable dans le cas de grossesses non pathologiques.

1.2- Déni de grossesse : protection de la mère ou de l'enfant

Deux types de dénis de grossesse existent : le déni partiel et le déni total.

Le déni est dit partiel s'il est levé avant le terme de la grossesse.

Si la femme apprend qu'elle est enceinte au moment où elle arrive à la maternité ou lorsqu'elle accouche, dans ce cas-là, il s'agit d'un déni total. Autrement dit, l'arrivée du bébé devrait mettre fin au déni ou du moins le déni devrait prendre fin dès l'arrivée du bébé.

D'emblée, nous entrons dans le vif du sujet : dans la brochure *La revue de santé scolaire & universitaire* (mai juin 2013 n° 21), il est écrit que, je cite :

> Le déni de grossesse est méconnu en France malgré une fréquence de l'ordre d'une grossesse sur 500 (incluant sa forme partielle, découverte en cours de gestation, et sa forme totale, plus rare, qui se solde par un accouchement inopiné).

Donc, il y aurait 2 dénis sur 1 000 naissances. Guernalec-Lévy (*op. cit*) indique que les enquêtes menées en France « donnent pratiquement toutes une fourchette entre 1 et 3 cas de dénis pour 1 000 naissances ». Il y aurait donc entre 800 et 2 400 dénis de grossesse par an.

Un enfant naîtrait toutes les 6 heures à la suite d'un déni de grossesse.

En France, je peux en conclure à la suite de mes recherches que nous n'arrivons pas vraiment à savoir combien d'enfants exactement sont issus d'un déni de grossesse partiel ou total et combien de femmes vivent une grossesse non consciente. Combien de cas de déni total avec un accouchement à domicile non répertoriés existe-t-il ? Personne ne peut véritablement le savoir.

Certains parlent d'un déni de grossesse lorsque la femme ne sait pas qu'elle est enceinte au-delà du troisième mois de grossesse, d'autres parlent de trois mois et demi.

Et parallèlement, il est à noter que la plupart des auteurs, experts parlent de 14 semaines d'aménorrhées, le déni débuterait lorsque la femme apprend qu'elle est enceinte à partir de cette 14e semaine, fin du premier trimestre de la grossesse. C'est ce consensus que nous retiendrons.

Il est important d'indiquer que la grossesse est non consciente lorsque :

– La grossesse est non désirée consciemment : la femme n'a pas de désir de grossesse, cela peut être lié à un traumatisme vécu enfant. La grossesse peut réactiver inconsciemment un traumatisme. Le déni serait donc un mécanisme de défense qui protégerait la mère de l'angoisse.

Ce déni de grossesse aurait pour origine des traumatismes sexuels ou des maltraitances infantiles, Catherine Bonnet (1996) parle « d'enfant impensable », « il s'agit en fait de supprimer un vécu impensable, car terrifiant, plutôt que de tuer l'enfant », en tant que psychanalyste, je parlerai également d'enfant non représentable.

Avant les années 1970, on parlait de « grossesses cachées ». Les premiers articles sur le déni de grossesse datent du XVIIe siècle, en 1898 Georges Gould décrit « les grossesses inconscientes ».

Le déni de grossesse « s'avérerait protecteur, car il permet au futur enfant d'échapper à la forte agressivité refoulée, la grossesse réactivant un vécu traumatique innommable, devenant par là même impensable » (Mazoyer, Barigou & Harrati, 2011).

– La grossesse est désirée consciemment, mais impossible à vivre si elle est visible, on pourrait penser à la grossesse qui est non désirée par rapport au regard d'autrui ; par exemple, une grossesse ne pourrait être visible alors que dans la famille existe une nécessité religieuse d'être vierge avant le mariage, ou une grossesse survenue à la suite d'un adultère.

Le déni serait donc une protection de l'enfant. Bayle (2016) cite l'exemple de l'enfant menacé par l'environnement, exemple d'interruptions de grossesse imposées par l'entourage.

Pour Mazoyer et coll. (*op. cit*), le déni peut être un mécanisme destiné à protéger l'enfant (par exemple en cas d'adultère, de contraintes religieuses).

Ces hypothèses seront développées dans la partie discussion, mais il est important de les mentionner dans la partie théorie pour avoir une vision éclairée. Des écrits portant sur le déni de grossesse, il ressort que le déni serait un mécanisme assurant une protection de l'enfant ou une protection de la mère.

Il faut citer le cas des femmes se pensant stériles et qui vivent leur grossesse au moyen d'un déni (nous verrons le cas de Farida dans la partie clinique), elles sont persuadées qu'elles ne peuvent pas avoir d'enfant, dans ce cas-là, il s'agit de *La Réalité* de ces femmes, au sens lacanien.

Ces femmes n'imaginent même pas pouvoir porter un enfant. Cette stérilité supposée est peut-être la conséquence d'un traumatisme subi qui entrerait donc dans le cas de protection de la mère.

Je partage l'opinion de Gaëlle Guernalec-Lévy lorsqu'elle écrit en 2007, « Le conflit intérieur serait impossible à résoudre pour ces femmes sauf par le déni ».

Enfin, nous pouvons ajouter également que la femme peut avoir envie de devenir mère, le désir d'être mère existe, mais elle ne peut pas consciemment vivre l'état de grossesse.

Pour la psychologue Sarah Seguin, dans le déni de grossesse, il y a « toujours un désir d'enfant qui est sous-jacent », mais que la femme ne peut assumer, donc ce déni permet à la femme de devenir mère. Ce déni aurait un rôle protecteur, il permettrait à la femme de réaliser son désir inconscient, être mère.

Ce déni permettrait à la mère de devenir mère, mais qu'en sera-t-il de l'enfant une fois né, surtout s'il y a eu adultère ou si la religion de la femme interdit cette grossesse ? Certes, le déni, mécanisme de défense extrêmement puissant, a protégé l'enfant *in utero*, mais les conséquences peuvent être dommageables après la naissance de l'enfant, et dans ce cas, il n'existe pas ou peu de suivi psychologique de ces femmes et souvent ces dernières sont dans l'obligation de s'enfermer dans le mensonge quant aux origines de cet enfant, et le secret de famille apparaît et il n'est pas des moindres.

Dans tous les cas, il est important de rappeler que l'on ne peut lutter contre notre inconscient, il gouverne notre vie.

Je ne peux m'empêcher, en tant que psychanalyste, de me poser cette question : lorsque le déni serait un moyen de protection de l'enfant, les néonaticides ne seraient-ils pas plus importants ? Dans ce cas, le rapport à autrui, au surmoi, aux interdits familiaux, sociétaux est très présent et pèse lourd. Ces femmes ayant recours inconsciemment au déni auraient-elles un Moi faible, et un Surmoi tyrannique hérité des interdits familiaux ?

1.3- Déni de grossesse : aspects juridiques

En France, le déni est considéré comme un symptôme et n'est pas considéré comme une pathologie (*DSM 5*).

Parler des aspects juridiques du déni de grossesse, c'est parler du déni de grossesse qui aboutit au meurtre de l'enfant, le droit pénal est applicable en France.

L'article 300 du Code pénal a été supprimé par le législateur en 1994, n'existe donc plus en France l'incrimination « infanticide », elle a été remplacée à travers l'article 221-4 du même Code qui stipule une peine de réclusion criminelle à perpétuité lorsque le meurtre est commis sur un mineur de moins de 15 ans (Source : Code pénal français).

Mais existe-t-il une réelle intention de tuer de la mère à l'issue d'un déni de grossesse total dans le cas de néonaticide (homicide survenant dans les premières 24 heures de vie de l'enfant) ? Autrement dit la mère est-elle responsable au sens du droit pénal et de l'article 122-1 ?

Michèle Alliot-Marie, dans une réponse du 10 septembre 2009 lorsqu'elle était garde des Sceaux, indique : « Le déni de grossesse et dont la définition suscite d'importantes controverses dans le milieu médical, ne peut, tant qu'il n'est pas clairement défini et identifié, bénéficier d'un statut juridique autonome porteur d'effets juridiques, notamment une immunité des poursuites ».

Ce paragraphe sur le déni de grossesse et l'aspect juridique n'a nécessité que des recherches sur ce point, en aucun cas il ne s'agit de mon analyse, je n'ai fait que rechercher et retranscrire mes lectures, il n'en saurait être autrement, car il s'agit de l'application du droit pénal français et en tant que juriste (mon ancienne profession), je n'ai retranscrit que le droit français applicable, prenant soin de ne pas dénaturer la loi en l'interprétant.

À ces investigations, j'ajouterai qu'il est important que le déni soit reconnu par le législateur comme une pathologie et non plus comme un symptôme et qu'au minimum il apparaisse dans la CIM (classification internationale des maladies). Or, le mot déni n'apparaît même pas dans le *DSM 5*, le déni de grossesse n'est pas reconnu comme une pathologie psychiatrique. Dernière version du *DSM 5* : vérification faite par mes soins. En effet, s'il n'est pas reconnu comme une maladie, l'intention de tuer ne peut être examinée différemment d'un point de vue pénal.

1.4- L'enfant né à l'issue du déni

Sophie, sage-femme, nous indique, comme nous le verrons dans la partie clinique, que les bébés nés à l'issue d'un déni ne pleurent pas, ils sont très sages et elle ajoute, comme si ces bébés voulaient dire à la mère « garde-moi ».

L'enfant né à l'issue d'un déni de grossesse peut-il se reconnaître ? Cela suppose au préalable de la part de la mère la reconnaissance cet enfant en tant qu'objet au sens psychanalytique du terme et que cet enfant soit reconnu par les autres membres de la famille, cet enfant doit avoir sa place dans la lignée familiale.

Dès la partie théorique de ce mémoire et dans ce paragraphe, il est nécessaire de distinguer le déni de grossesse du déni d'être mère et du déni d'enfant.

Le déni, lorsqu'il est levé par la naissance de l'enfant et lorsque l'enfant est investi par la mère, me semble moins problématique pour les enfants nés à l'issue du déni. La véritable question est l'enfant issu d'un déni d'être mère peut-il se reconnaître ?

Le corps et la psyché entrent dans le principe d'incertitude, l'enfant peut-il donc se reconnaître ?

Dans un article fort intéressant écrit par Dominique Boullier (2004), ce dernier commente en détail la formule d'Octave Mannoni « je sais bien, mais quand même » et ce commentaire très détaillé a été au début assez difficile à comprendre pour ma part, mais indispensable pour ce mémoire.

Cet article a été une épreuve, car je pense en avoir saisi le sens, mais il reste difficile à transcrire. Je peux écrire et j'espère ne pas me tromper qu'Octave Mannoni préfère le terme « *désaveu* » au terme « *déni* » employé par Freud. L'enfant découvre l'absence de pénis chez la femme, mais dément la réalité et conserve sa croyance dans le phallus de la mère.

Pour Mannoni selon l'analyse de Boullier, ce qui est important c'est « qu'une croyance peut être abandonnée et conservée à la fois » d'où le très célèbre : « je sais bien, mais quand même ».

Je pourrais résumer ainsi : la croyance est déplacée, je sais que cela n'existe pas, mais comme certains (mes parents notamment) font comme si cela existait, je continue à penser que cela n'existe pas, mais je sais que cela existe (je répète le verbe exister sciemment).

Pour Mannoni, on voit donc apparaître le rôle des autres dans le déni, la croyance est perdue, mais le fait que mon père continue à porter un masque alors que cette réalité n'existe pas : je sais bien, mais quand même. « Le mythe de Katcinas se traduit par une perte de la naïveté », « les choses ne sont pas ce qu'on veut qu'elles soient », le prix à payer est tellement fort que certains restent dans le maintien de la croyance.

L'enfant sait, mais déplace sa croyance, il ne veut pas savoir, donc il fait un déni, la réalité ne l'atteint pas. L'enfant issu d'un déni d'enfant peut-il accepter seul, sans aide thérapeutique, cette réalité ?

Le principe général de la vie est le principe d'incertitude, la seule certitude est la finitude avec la mort. L'enfant est issu de la mère, c'est une certitude, mais l'incertitude quant au père demeure. Dans le déni, l'enfant se retrouve face à deux incertitudes : incertitude de la mère et incertitude du père.

1.5- Déni et néonaticide

« Il n'y a pas de crime plus difficile à comprendre que le meurtre d'un enfant par ses propres parents » (Resnick, 2009). C'est ce psychiatre, Resnick, qui a établi en 1970 une distinction entre néonaticide (homicide commis sur un enfant de moins de 24 heures), infanticide (meurtre d'un enfant de moins de 1 an), et le filicide (meurtre d'un enfant âgé de plus d'un an).

Dans ce mémoire, on s'intéressera aux néonaticides intervenant dans le cadre d'un déni total de grossesse. Il s'agit du meurtre de l'enfant par la mère – enfant qui a moins de 24 heures de vie. Le néonaticide est quasi concomitant avec la naissance de l'enfant et l'accouchement de la mère.

Il est important de noter que l'amalgame, dans les médias et la conscience populaire, est trop souvent fait pour ne pas dire toujours fait, entre déni de grossesse et néonaticide, alors que les néonaticides à la suite d'un déni sont extrêmement rares.

Cependant, le chiffre des néonaticides serait sous-estimé en France selon la pédiatre et chercheuse à l'INSERM Anne Thurz (2,1 néonaticides pour 1 000 grossesses et 0,39 selon les statistiques officielles). Ces chiffres seraient cinq fois plus élevés et selon elle, néonaticides et déni ne seraient pas toujours liés, lors de son étude, aucune des femmes ayant commis un néonaticide n'avait dénié sa grossesse, mais elles étaient dans un état de détresse totale.

Les chiffres et interprétations divergent forcément également à ce sujet. Dans le cas des néonaticides à la suite d'un déni total de grossesse, ce déni total aboutit à un déni de nourrisson, un autre n'est pas sorti du corps de la mère, un autre n'a pu vivre dans son corps.

La notion du dehors/dedans qui fait défaut chez les schizophrènes semble apparaître lors des néonaticides. Je pense que le déni de grossesse est dans ce cas un déni psychotique.

Sur 5 néonaticides à l'issue d'un déni total, 4 ne portent aucun stigmate de violence ayant entraîné la mort (Marinopoulos & Nisand, *op. cit.*).

Il est important d'indiquer qu'il est extrêmement difficile d'accoucher seule, l'enfant peut rapidement s'asphyxier, l'accouchement nécessite des gestes professionnels et techniques. Le plus souvent, ces femmes n'ont pas l'intention de tuer leur enfant.

Les affaires, comme l'affaire Courjault, marquent forcément les esprits et les journalistes commentent largement ce genre de faits divers, et il devient donc facile d'assimiler (déni de grossesse = toujours et forcément un néonaticide).

Cela est certainement dû au phénomène spectaculaire du déni de grossesse et peut-être qu'il est plus facile de faire cette assimilation que d'accepter le déni de grossesse, on peut donc parler du déni du déni dans ce cas.

Le néonaticide est un sujet qui questionne, ouvre à discussions, car il touche à quelque chose de sacré, la naissance de l'enfant donc à la vie elle-même, c'est pourquoi nous retrouverons les néonaticides dans un paragraphe de la partie discussion afin de pouvoir émettre une hypothèse psychanalytique sur la levée du déni et la naissance de l'enfant. Le déni de grossesse peut-il être accompagné d'un déni d'enfant, d'un déni d'être mère ?

1.6- Unité corps-psyché

Beaucoup d'auteurs contemporains qui ont écrit sur le déni de grossesse nous parlent du lien entre corps et esprit. Marinopoulos et Nisand (*op. cit.*) nous indiquent que « le corps est soumis à la psyché ». Selon eux, l'impossible perception corporelle rend impossible la représentation et vice versa.

En partant de cette théorie, si le corps est soumis à la psyché, c'est bien qu'il existe une interaction entre le corps et la psyché et que le déni de grossesse serait un déni de la psyché et du corps, donc un double déni.

Pour Bayle (2005), les femmes qui présentent un déni de grossesse, investissent peu leur corps et donc ne savent pas interpréter les signes du corps.

Pauline Minjollet et Gisèle Apter (2016) affirment qu'il existe un lien indissociable entre le corps et l'esprit lors de la grossesse, « l'investissement libidinal habituellement centré sur le *moi* va opérer un mouvement de bascule vers l'objet », ceci bien entendu dans les grossesses conscientes. Pour ces deux auteurs, comme pour d'autres également, le corps est le lieu d'expression du déni ou dirai-je de non-expression, mais cette non-expression est en elle-même une expression.

Ces auteurs nous parlent, et c'est extrêmement intéressant d'un point de vue psychanalytique, de déni du corps ou corps du déni ?

Pour ces deux auteurs, il ne fait aucun doute que « le corps et la psyché s'associent pour masquer la grossesse ».

Le corps ne se transforme pas, car il se conforme à la psyché de la femme. Corps et psyché sont unis pendant le déni et l'accouchement met un terme au déni du corps forcément, mais met-il un terme au déni de la psyché ? Nous aborderons cette question dans la partie discussion.

Jean Guillemin (1998) pense qu'un problème ne serait pas correctement posé si l'on pense qu'il appartient « exclusivement et spécifiquement » au psychosomatique. Pour Guillemin, il y aurait une unité corps-psyché. Guy Lesœurs, dans un article en préparation « Ontologie du corps et de la psyché » indique que l'inconscient passe par le corps pour exprimer ce qui a été refoulé. Dans le dualisme, le corps et l'esprit sont séparés, « selon le dogme chrétien le corps périssable redevient poussière tandis que l'esprit/l'âme retourne dans sa trajectoire cosmique ».

Il est vrai depuis l'apparition de la religion, que le corps n'est qu'un véhicule de l'âme, et ce, quelles que soient les religions, et pour les personnes croyant en la réincarnation, il faut prendre soin de son corps véhicule, mais surtout prendre soin de son âme. Cette dualité est solidement ancrée, mais en psychanalyse, le corps et l'esprit, ne peuvent, selon moi, être dissociés, la psyché se matérialise par le corps. Anzieu, dans *Le Moi-Peau* (*op. cit.*) nous parle d'un inconscient corporel et d'un inconscient psyché.

L'idée d'être mère est refoulée, donc la femme crée l'inconscient qui va supporter le déni et son corps va sécréter des substances, des hormones, ralentir le processus de grossesse, le fœtus se positionne derrière les côtes. Le corps a bien un rôle actif, ne pas manifester une grossesse prouve un rôle actif du corps et non pas passif.

Le débat monisme/dualisme est toujours d'actualité et comme l'indique Lesœurs, ce débat a débuté avec les philosophes grecs.

Ce débat perdure avec le déni de grossesse, le corps peut parler pour exprimer ce qui a été refoulé par l'inconscient, en ne manifestant pas l'état de grossesse, la parole par le silence du corps est une parole, ne dit-on pas d'ailleurs « il y a des silences qui en disent long », des silences du corps qui en disent long dans le cas du déni de grossesse.

1.7- Psychosomatique et grossesse

Lors de la grossesse, le corps de la femme vit de véritables chamboulements, hormonaux et physiques (asthénie, aménorrhée, nausées, augmentation de la taille des seins, prise de poids, mouvements fœtaux perçus, difficultés respiratoires possibles, le volume de l'utérus augmente, etc.).

La femme se prépare également au niveau psychologique à l'arrivée de cet enfant, elle peut même pratiquer l'haptonomie (échanges avec le bébé *in utero*), prépare les affaires du bébé, lui choisit un prénom, caresse son ventre, elle investit son bébé et se le représente. Le corps et la psyché ont neuf mois pour se préparer à l'arrivée de ce bébé et souvent il est même investi avant sa conception.

Lorsqu'on recherche la définition du mot *psychosomatique* sur Google, nous trouvons « Ce terme désigne ce qui concerne les effets de l'esprit sur le corps ».

Généralement, ce terme est employé quand le corps parle trop et qu'une personne a des manifestations corporelles très importantes sans trouver de cause organique, on peut poser un diagnostic de stress excessif, de conversion en psychanalyse, de somatisation.

Cette définition est très intéressante pour nous permettre d'étudier le déni de grossesse. En effet, le corps ne parle pas et ne manifeste pas l'état de grossesse : aucun symptôme ou aucun symptôme assez visible ou assez significatif pour permettre à la femme de se rendre compte qu'un enfant se développe dans son propre corps. L'enfant se développe à son insu, malgré elle et sans son consentement conscient.

Je dirai qu'une maladie n'ayant pas de cause organique est une véritable maladie, trop longtemps, elle a été considérée comme une maladie seulement mentale et était très peu prise en considération. Qui d'entre nous, n'a pas entendu dire un médecin, « c'est nerveux », il n'en reste pas moins que la personne est malade et qu'elle a soit des symptômes, soit comme dans le cas du déni de grossesse une absence de symptôme ou des symptômes qui n'en sont pas pour elle. Cette absence de symptôme est un symptôme.

Ce qu'il est important de préciser dans ce paragraphe est que dans le cas de déni de grossesse partiel, à chaque fois, lorsque la femme apprend qu'elle est enceinte, dès le lendemain ou même après l'annonce, le ventre s'arrondit et la grossesse devient immédiatement visible en un seul instant. La grossesse devenue consciente est visible comme par magie et c'est souvent impressionnant même pour les personnels hospitaliers. Sabine, psychologue, m'indique que ce phénomène est toujours impressionnant à voir, en 24 heures elle reçoit une femme avec un ventre plat et ensuite un ventre de femme enceinte apparaît, et cela, à chaque annonce. Aucune femme ne reste avec un ventre plat en sachant qu'elle est enceinte. On pourrait dire que la levée du déni libère le corps donc cela nous conforte également sur l'unité corps-esprit citée dans le paragraphe précédent.

Ces maladies de l'esprit sont de réelles maladies à prendre en considération de manière sérieuse, comme une maladie organique. Il est grand temps que le monde médical cesse de penser qu'une maladie qu'il considère comme psychologique nécessite moins de prise en charge ou n'est pas une maladie noble, en tout cas, c'est ce que j'ai pu ressentir tout au long de mes expériences et celles de mes proches.

Citons le cas des grossesses gravidiques évoquées lors de l'entretien avec Sabine, psychologue, les vomissements durent toute la grossesse et ces vomissements ne peuvent être contrôlés, l'angoisse passe uniquement par la scène du corps.

Cela passe par la scène du corps, car cela, ne pas être mentalisé, c'est une anxiété, une angoisse par rapport au bébé que certaines femmes ne peuvent pas se représenter, c'est émotionnel, le corps exprime quelque chose que la psyché ne peut exprimer.

Lors d'une grossesse nerveuse, le corps manifeste une grossesse qui n'existe pas, on pourrait dire que c'est l'inverse du déni de grossesse. La femme grossit, a du ventre, peut ne plus avoir ses règles, se plaint de fatigue, de maux de cœur et lorsqu'elle va voir son médecin, car elle suspecte une grossesse, après l'échographie, la femme se trouve démunie et complètement abasourdie, car son ventre est vide. Quelquefois le test de grossesse négatif ne suffit pas, la femme se rend chez son médecin pour voir son ventre vide (tout comme la femme se rend chez son gynécologue dans le cas d'un déni de grossesse pour voir son ventre habité par un bébé, qui dans la plupart des cas deviendra son bébé). Elle a besoin de cette photo du réel par le biais de l'échographie pour se rendre compte qu'elle n'est pas enceinte.

Le corps et la psyché ne reconnaissent pas une grossesse existante ou à l'inverse le corps et la psyché reconnaissent une grossesse qui n'existe pas.

Je me souviens, même si cela peut paraître anecdotique, que lorsque j'avais 12 ans environ, la chienne d'une amie avait fait une grossesse nerveuse : elle grossissait, avait les mamelles d'une chienne enceinte, tout laissait à penser qu'elle portait des chiots. Or, le vétérinaire avait posé le diagnostic de grossesse nerveuse chez cet animal.

Je tenais à citer l'exemple de cet animal que j'avais trouvé stupéfiant à l'époque. Je me suis donc documentée uniquement sur internet à ce sujet et, à ma grande surprise, des articles sont en ligne.

Il en ressort que cette « lactation de pseudo-gestation peut être rencontrée quand ces animaux souffrent d'hypothyroïdie », il y aurait donc une cause connue et médicale et l'article poursuit « il est conseillé de ne pas laisser la chienne avoir un comportement maternel, car cela favorise l'entretien de la grossesse nerveuse » (WanimoVéto, « La grossesse nerveuse chez la chienne »). Cette analyse suppose donc qu'un aspect psychique est néanmoins reconnu. La procréation, la gestation, peuvent révéler des problèmes psychologiques même chez les animaux.

1.8- Psychanalyse et grossesse

Pendant la grossesse, le fœtus est à la fois une partie du « moi » et un « objet » extérieur qui se trouve à l'intérieur du corps de la femme. C'est une situation particulière qui se produit dans le corps et la psyché de la femme enceinte.

La gestation (gestation = geste et action = attention) est un geste d'attention et d'action, une tension du corps pour accepter un autre, un autre qui va se développer dans son propre corps et prendre de la place. Tout au long de sa vie, la femme prépare son corps à cette attention et cette action.

Gestation : la femme reste stationnaire, comme si un autre vivait à sa place dans son cerveau et son ventre. Accepter l'autre en soi, mais qui n'est pas soi. Accepter que le corps puisse porter l'autre, que le corps puisse être fécondé et en même temps, accepter d'être passive ou du moins passive active. Je me souviens d'une interview de l'actrice Sophie Marceau qui disait « je fais un bébé et c'est aussi simple que cela ».

La petite fille a-t-elle pu introjecter le bon féminin de sa mère ?

Il est nécessaire de rappeler que l'introjection est un mécanisme différent de l'incorporation. En effet, si la mère est morte, cette incorporation va se réaliser par tous les orifices du corps, y compris la peau : pulsion scopique, et s'il y a pu avoir une introjection, la fille peut s'identifier à sa mère.

Lorsque les femmes n'ont pas pu introjecter le bon féminin, il arrive souvent qu'elles souffrent de problèmes gynécologiques, de problématiques liées à la maternité, de stérilité féminine, de vaginisme.

Lorsque la mère a su autoriser le maternel dans le corps de sa fille, cette dernière introjecte le bon féminin. La mère doit permettre au corps de sa fille de recevoir la vie. Cette vision de Lacan nous a été commentée et rappelée lors d'une conférence d'Anny Rey, « Introduction à la sexothérapie analytique » (2019).

Pour Lacan, lors de la grossesse, la mère refuse de porter le phallus, l'enfant est prêté à la mère pendant la grossesse, puis rendu au père, comme nous le savons, c'est la mère qui crée le tiers, la mère doit donc être prête à abandonner le phallus.

Lorsqu'une femme est enceinte, elle affiche aux yeux des autres donc du monde son ventre donc cela implique qu'elle affiche sa sexualité, qu'elle est féminine, qu'elle peut porter la vie.

1.9- Le déni : mécanisme de défense

Anna Freud (1949) nous indique que ce mot *défense* apparaît pour la première fois en 1894 et ce mot est cité dans l'étude de Sigmund Freud sur les « psychonévroses de défense ». Ce mot *défense* « désigne la révolte du moi contre les représentations des affects pénibles ou insupportables ».

Il est à noter que Anna Freud précise également le mot *refoulement* qui est « un mode particulier de défense, protéger le moi contre les exigences de la pulsion ». Il est pour Anna Freud, le plus efficace des mécanismes, mais également le plus dangereux.

Le déni est un mécanisme de défense immature contre l'angoisse. Dénier c'est exclure de sa vie, de sa réalité, la réalité n'est pas, la réalité n'existe pas et si je m'appuie sur Anna Freud, je peux écrire la réalité n'est pas perçue, donc elle ne peut être représentée, c'est un déni de la perception et de la représentation.

En appliquant ce raisonnement au déni de grossesse, ce dernier serait donc à la fois un déni de la perception de l'état de grossesse et un déni de la représentation de la grossesse.

Le déni de grossesse se distingue de la dénégation de grossesse. En effet dans la dénégation de grossesse, la réalité est dans un premier temps accessible par le sujet, puis la réalité est mise à distance, refoulée.

Le déni est souvent associé au clivage du moi. Anna Freud (1949) décrit « la négation par le fantasme » et « la négation par actes et paroles ». Sigmund Freud a décrit ce mécanisme de défense sous le nom de *Verleugnung* et ce n'est qu'en 1967 que Laplanche et Pontalis ont choisi le terme *déni* dans le *Dictionnaire de la psychanalyse*. Il était en effet difficile de traduire au plus juste ce mot allemand. Nous rencontrons cette difficulté de traduction également dans le livre d'Anna Freud, *Le moi et les mécanismes de défense* (*op. cit.*).

Siggmund Freud distingue le refoulement du déni. Selon Adam (2005), les affects sont refoulés et dans le cas du déni, c'est la représentation et la perception qui sont déniées.

Pendant l'écriture de ce mémoire, j'ai été confrontée à la maladie d'une personne très proche et que j'aimais plus que tout. Cette personne est décédée en octobre 2018 des suites du cancer.

J'ai pu constater que le déni était un mécanisme de défense extrêmement puissant comme écrit précédemment et je peux écrire qu'il faut le voir pour le croire. Sans cette proximité avec le déni et en étant thérapeute, je n'aurais jamais pu imaginer à quel point la réalité n'est pas perçue, ni même envisagée, et cela même, lorsqu'elle est extrêmement visible. C'est troublant et déstabilisant. Je suis convaincue que ce déni peut être à certains moments transmissible aux autres.

En effet, cette personne proche m'a annoncé qu'elle était guérie au bout du second protocole de chimiothérapie et que le médecin n'avait jamais vu une rémission aussi rapide et aussi totale, je l'ai crue, car elle était extrêmement convaincante et j'avais également envie de la croire. Après son décès, j'ai demandé à la personne qui l'accompagnait ce jour-là chez l'oncologue s'il avait bien dit cela, cette personne m'a répondu *« je n'ai pas entendu cela, mais elle oui, elle entendait ce qu'elle désirait, mais n'entendait pas ce que l'oncologue disait réellement »*, donc elle avait entendu des mots qui n'avaient pas été prononcés afin de se protéger du traumatisme lié à cette maladie incurable.

Cette personne se pensait donc en rémission, pensait qu'elle allait guérir, alors que le stade 4B lui avait été annoncé. Le réel n'était pas représentable pour elle (Lacan : réel/réalité). Ensuite, elle a également fait un déni du corps, et m'a dit : *« tu as vu comme je suis beaucoup plus autonome aujourd'hui »* alors qu'il n'en était rien. Le corps se délabrait.

Le décès de cette personne que j'aimais plus que tout, la maladie qui ne donne aucun répit, la douleur, survenus pendant l'écriture de ce mémoire et la confrontation avec le déni ont été très difficiles à vivre. La peur de la mort ou plus exactement la peur de la finitude de la vie, qui se conçoit aisément, a permis au déni de prendre possession de la psyché de cette personne. Aujourd'hui, je pense que ce déni-protection a été nécessaire pour elle.

J'ai compris par cette expérience, à ce moment-là, pourquoi certains ne pouvaient pas accepter le déni de grossesse, et donc ils accusent forcément ces femmes d'être dissimulatrices. En effet, cela paraît tellement incroyable que seule l'expérience étroite de ce phénomène permet peut-être de le croire. Je peux dire aujourd'hui que je suis plus que convaincue du pouvoir de la psyché sur le corps et de l'interaction corps-esprit, nécessaire pour que ce pouvoir puisse s'exercer de manière aussi absolue.

Le déni est à distinguer de la dénégation et Marinopoulos et Nisand nous le rappellent de manière simple et très compréhensible (*op. cit.*).

Dans la dénégation, au départ il existe une conscience de la réalité et ensuite, une annulation de cette conscience, « la personne coupe sa personnalité en deux, l'une sait, l'autre ne sait pas », cela correspond au clivage du moi en psychanalyse.

Pour terminer ce paragraphe, nous ne pouvons pas valablement parler du déni et en particulier du déni de grossesse et de la psychanalyse et la grossesse sans envisager de mentionner la forclusion, qui est le rejet d'un signifiant comme le phallus hors de la sphère symbolique du sujet. Le signifiant phallique serait donc forclos hors de la psyché et donc non seulement oublié, mais perçu comme n'ayant jamais existé. Ce mécanisme est à l'origine du déni ou du délire.

La forclusion se distingue du refoulement en ceci que les signifiants forclos ne sont pas contenus dans l'inconscient du sujet, ils sont hors de toutes instances psychiques. Ainsi, ils ne font pas retour de l'intérieur, comme les émotions pulsionnelles névrotiques refoulées, mais reviennent à travers le délire et l'hallucination, de l'extérieur.

Jean Bergeret, quant à lui, a utilisé le terme de *forclusion* pour qualifier un des mécanismes de défense spécifique à l'organisation des états limites, utilisant le déni et le clivage du moi pour la psychose (Wikipédia).

Pour Lacan « le réel est un ouvert entre le semblant et la réalité, le symbolique et l'imaginaire », la forclusion du sens, avoir un enfant, le réel le manque à dire, ce qui est indicible, ce qui n'est pas (naît pas !), le manque à être.

1.10- Synthèse de la partie théorique

Pour en finir avec la partie théorique, même s'il est impossible d'être exhaustive, je développerai l'aspect transgénérationnel qui peut être présent dans certains cas de déni de grossesse.

J'ai dû faire face et analyser mon contre-transfert et notamment ma pulsion épistémologique, la soif de tout savoir sur le sujet, la peur de passer à côté de quelque chose d'important si je ne lisais pas tout, l'envie de balayer tous les aspects du déni. Ce fut mon plus gros problème pour la rédaction de ce mémoire : accepter de ne pas pouvoir être exhaustive, arrêter de lire, de me documenter et accepter que tout ne sera pas écrit dans ce mémoire.

J'ai trouvé des éléments importants dans le module daté de 2013 *Un passager clandestin, les vérités sur le déni de grossesse* (et vous noterez le titre *les vérités* et non pas « la Vérité »), écrit par Tschannen et coll. Ce module cite l'étude du Pr Darchis (2007) : certains adultes souhaiteraient interrompre la succession de leur génération, si dans l'histoire de nos ancêtres, des traumatismes sont non résolus, cela peut conduire à l'extinction des lignées suivantes.

J'ai assisté une conférence sur le sujet du transgénérationnel (2018) tenue par Sophia Schaller. En reprenant mes notes quelques mois plus tard, je pense qu'il est possible qu'un événement traumatisant que l'on ne peut se représenter et qui s'assimile à une crypte puisse influencer les générations suivantes et notamment dans le vécu de la mère. Je ne développerai pas plus ce sujet qui nécessiterait un mémoire à lui tout seul et des recherches approfondies, mais je souhaitais le noter, car cela est une piste peut-être dans la prévention des dénis de grossesse.

Enfin, lors de l'écriture de ce mémoire, j'ai été frappée par le peu d'écrit sur le déni, ce mot n'apparaît même pas dans le *DSM-5* comme précédemment indiqué et n'apparaît pas également dans certains livres d'introduction à la psychanalyse. Je n'ai pas trouvé de livre traitant du déni dans les librairies alors qu'en pratique, j'ai pu constater que c'était un mécanisme de défense très puissant et assez répandu notamment lors de l'annonce d'une maladie grave.

II

CLINIQUE

2.1- Lise : vignette clinique n° 1 (« Déni de grossesse : à mon corps défendant », France 5)

Lise a 3 ans, son frère Luc a un cancer, il est âgé de 5 ans. Elle a 20 mois de moins que lui, mais sait que son frère est malade et que sa mère est très angoissée. Cette dernière part vivre 6 semaines au sein du CHU de Lille avec Luc afin d'être auprès de son fils lors du traitement médical.

Lise nous dit qu'elle a toujours pensé que la maternité était angoissante, elle ne voulait pas être mère, elle voyait cela comme *« un truc immense »*. *« Être mère c'est stressant, on a peur de tout »*. Elle ne voulait pas de cette angoisse. De plus, elle raconte qu'elle a été obligée d'être la petite fille modèle, sage, jamais en colère, gentille, calme, car son frère était malade.

Elle ne désirait pas être mère, car c'était trop angoissant pour elle, c'est ce que Lise ne cesse de répéter.

Lise a vécu un déni de grossesse et son fils, issu de ce déni, lui a prouvé qu'un enfant c'était solide et que tous les enfants ne sont pas malades, comme l'a été son frère Luc.

Selon Lise, le déni a été la meilleure façon d'être mère, car elle n'aurait jamais pu dépasser son angoisse, son traumatisme. Ce déni lui a permis d'être mère, car Lise aurait sans doute avorté ou très mal vécu sa grossesse si elle avait su qu'elle était enceinte.

Ce déni l'a protégé de sa névrose d'angoisse, du traumatisme subi alors qu'elle était enfant. La relation entre Lise et son fils est remplie d'amour et de bienveillance, Lise semble être une mère *« good enough »* (v. Winnicott).

Dans son cas, la grossesse ravive un traumatisme subi dans l'enfance. Plusieurs traumatismes même : la maladie de son frère, l'absence de la mère, l'obligation d'être une petite fille modèle.

Ce cas illustre très bien le rôle protecteur du déni de grossesse, avoir un enfant sans déni aurait certainement été impossible pour Lise, car son angoisse était encore trop présente.

Je pense que si Lise avait un second enfant, ce traumatisme lié à un enfant non solide et malade étant levé, la future grossesse pourrait certainement être consciente.

2.2- Farida, après son accouchement, témoignage 1

Farida a accouché pendant l'écriture de ce mémoire, elle a pris conscience qu'elle était enceinte à sept mois de grossesse. Elle a bien voulu témoigner après son accouchement et je l'en remercie.

Farida était très fatiguée, *« pas la même fatigue que d'habitude »*, c'est sa sœur qui lui conseille de consulter un médecin. Farida n'avait pas de nausées, avait des règles régulières, *« mal aux seins et au ventre comme d'habitude »*, *« tout était pareil »*.

Farida se rend chez le médecin et ce dernier lui prescrit un bilan sanguin complet.

Lorsque le médecin réceptionne les résultats de ce bilan sanguin, il lui demande de revenir. Farida a eu peur d'avoir une maladie incurable, de mourir et va se poser des questions sur son état de santé de l'appel de son médecin jusqu'au futur rendez-vous.

Le médecin rassure Farida et lui indique qu'elle n'allait pas mourir, mais qu'elle était enceinte. Il est sorti quelques instants de la pièce afin de laisser Farida seule *« digérer la nouvelle »*. Le médecin est ensuite revenu dans la salle et lui a expliqué ce qu'était un déni de grossesse.

Farida a trouvé son médecin très humain, à l'écoute, attentif et ce dernier a pris le temps de donner des explications à Farida sur ce qu'elle vivait.

Pour Farida, l'annonce de sa grossesse a été un moment *« merveilleux »*, elle essayait d'être enceinte depuis des années, mais elle n'y arrivait pas donc elle s'était persuadée *« qu'elle n'était pas faite pour être maman »*.

Elle voyait ses sœurs tomber enceintes facilement et elle, *« rien »*.

Elle aurait gardé son enfant si elle l'avait su avant les sept mois de grossesse. Farida est aujourd'hui séparée de son conjoint, elle est heureuse d'avoir accouché d'une petite fille. Son ex-conjoint qui a déménagé et changé de région est heureux également d'apprendre qu'il va être père.

Il est à noter que Farida est tombée enceinte juste avant sa séparation d'avec son conjoint alors que cela faisait des années qu'ils essayaient d'avoir un enfant et vivaient en couple.

Il est important de souligner également que Farida pensait qu'elle n'était pas faite pour être maman à la suite de nombreux essais infructueux pour tomber enceinte, mais en aucun cas elle ne mentionne oralement dans cet entretien la stérilité possible de son conjoint, même si c'est le cas probablement. Farida a seulement pensé que c'était uniquement de son fait si elle n'arrivait pas à tomber enceinte.

Je note également que ce déni de grossesse est intervenu au même moment que la séparation de Farida et de son conjoint, Farida tombe enfin enceinte en utilisant le mécanisme de défense du déni au moment même où elle le couple se sépare.

Farida précise *« qu'elle est liée à son conjoint même après la séparation puisqu'ils vont avoir un bébé »*. Son ex-conjoint va revenir vivre dans le sud de la France afin de pouvoir s'occuper de leur fille.

Les parents de Farida sont également contents que Farida soit enceinte, même si c'est *« en déni »*.

Farida n'a jamais culpabilisé de ce déni et n'a jamais eu honte, car *« elle n'a rien fait pour que cela ne se voie pas, ce n'est pas elle, c'est son corps qui ne lui a pas dit »*. Farida semble donc dissocier son corps, de son esprit, elle se dit que *« c'est quelque chose qu'elle devait vivre »*, ou encore *« pour moi l'essentiel c'est ma fille »*. Selon Farida, l'essentiel est d'avoir réussi l'accouchement, mais elle n'a pas pu bénéficier de la péridurale, car *« sa fille a décidé de tout »*. En effet, Farida est arrivée à la maternité, car elle avait des contractions, le personnel lui a certifié que l'accouchement n'était pas imminent, mais son bébé est arrivé extrêmement rapidement donc le personnel soignant a été surpris et n'a pas eu le temps de pratiquer la péridurale.

Farida parlera de ce déni de grossesse à sa fille, car *« cela ne doit pas rester secret »*. Elle ne veut pas que son enfant puisse penser qu'elle n'était pas désirée, au contraire sa fille a été désirée. Farida avait un désir d'enfant, *« déni ou pas, elle aurait gardé son enfant »*, *« j'ai moins profité d'elle dans mon ventre, mais maintenant elle est là »*.

Farida est très heureuse d'être maman.

Minjollet indique que le « déni est banalisé par les femmes qui l'ont vécu » (Minjollet & Apter, 2016). Je n'ai certes pas l'expérience clinique de cette psychologue, mais les femmes que j'ai rencontrées pour l'écriture de ce mémoire ne banalisaient pas le déni de grossesse, au contraire la grande majorité de ces femmes y pensait encore et avait peur de vivre un second déni de grossesse. J'ai pu, grâce au témoignage de Farida, quelques heures après son accouchement, comprendre le point de vue de Pauline Minjollet. Farida a banalisé le déni de grossesse en le traitant comme quelque chose de normal, quelque chose qu'elle devait vivre. Cette dernière ne semble avoir aucun sentiment de culpabilité du moins consciemment. Lorsque j'écris le verbe *banaliser*, je ne souhaite pas que les lecteurs y voient quelque chose de péjoratif. *Banaliser* peut avoir comme synonyme *rendre acceptable*.

2.3- Noyau psychique et déni de grossesse

Winnicott, développe en 1956 « la préoccupation maternelle primaire ». Selon Winnicott, la femme se désintéresse d'elle-même et toute son attention va vers le bébé. On peut penser en s'appuyant sur Winnicott qu'en amont, l'état de grossesse est un état tellement particulier que ce dernier pourrait être comparé à un état de dissociation ou à un épisode schizoïde. Ce qui supposerait que l'état de grossesse pourrait avoir un impact momentané sur la structure du noyau psychique de certaines femmes.

Pour Sophie Marinopoulos et Israël Nisand (*op. cit.*), une femme névrosée peut utiliser une défense massive et puiser dans un noyau psychotique pendant la grossesse de manière transitoire. Ceci suppose donc que, selon ces auteurs, les femmes souffrant de névroses puissent vivre un déni de grossesse.

Je rejoins sur ce point ces deux auteurs, la grossesse est un état tellement particulier : porter l'autre en soi, être un être individué, féminin, ayant introjecté la bonne mère.

Tous ces éléments non exhaustifs, et certainement cumulatifs, nécessaires en amont, au bon déroulement de la grossesse, peuvent, s'ils font défaut, provoquer au moment de la grossesse, moment pendant lequel la femme est plus fragile, hypersensible, l'apparition d'un noyau psychotique transitoire ou un épisode schizoïde. Cet épisode doit être momentané et transitoire. Cela suppose que le déni soit levé par la réalité de l'enfant.

Certaines femmes souffrant de névroses peuvent utiliser ce mécanisme de défense du déni pendant la grossesse. Lorsque le déni persiste après l'annonce de la grossesse et/ou après l'accouchement, le noyau psychotique est certainement possible, la réalité ne parvient pas à la conscience, la *béance* persiste à la vue du bébé ou à l'annonce de la grossesse, il y a un risque de morcellement.

Dans ce cas une représentation est impossible pour ces femmes. Lorsque la réalité n'apparaît jamais, je pense qu'en psychanalyse il s'agit d'une forclusion.

2.4- Marjorie, enfant issue d'un déni de grossesse, témoignage 2

La maman de Marjorie a vécu un déni total de grossesse. Elle travaillait dans un café, a eu un malaise et les pompiers ont été appelés. Ces derniers pensaient à une occlusion intestinale. La mère de Marjorie a accouché dès son arrivée à l'hôpital. Cette femme a élevé son enfant seule au début, car le père biologique de Marjorie était en couple avec une autre femme. Le père de Marjorie n'a pas voulu la reconnaître civilement, elle ne porte donc pas son nom.

La maman de Marjorie a eu un second enfant avec ce même homme qui ne vivait toujours pas avec elle, cette seconde grossesse n'a pas donné lieu à un déni. Le père a voulu reconnaître ce second enfant, la mère de Marjorie ne l'a pas souhaité, car Marjorie n'était pas une enfant reconnue. Le père de Marjorie a ensuite vécu maritalement avec la mère de Marjorie lorsque Marjorie avait 3 ans. Marjorie m'indique qu'elle n'avait pas de bons rapports avec son père. Les parents de Marjorie se sont séparés il y a 12 ans, un mois après cette rupture, son père a appris qu'il avait une leucémie, cette maladie a rapproché Marjorie de son père.

La mère de Marjorie avait 22 ans lors de son accouchement et pesait 48 kg. Marjorie me précise que sa maman n'avait pas une hygiène de vie propice à une grossesse, mais que *« Dieu bénisse, elle est bien sortie »*.

La maman de Marjorie n'a jamais menti à sa fille et lui a dit quand elle était en âge de comprendre que Marjorie était issue d'un déni de grossesse, elles en rigolent ensemble et la maman de Marjorie ne semble pas souffrir de sentiment de culpabilité. Marjorie m'indique que sa mère n'a jamais exprimé de culpabilité. Elles parlent souvent de ce déni, Marjorie m'indique que *« consciemment elle ne souffre pas d'être née d'un déni »*. Elle réfléchit et m'indique cependant qu'elle aussi a été enceinte à 22 ans comme sa mère et s'est mariée jeune pour faire certainement le contraire de sa mère. La grossesse de Marjorie s'est déroulée à merveille et elle a eu une petite fille.

La sœur de Marjorie est fille-mère, elle pense que ce déni a peut-être impacté sa sœur. Existe-t-il une projection au sens psychanalytique du terme ? La question peut se poser légitimement.

La mère de Marjorie a eu une enfance difficile, elle ne s'entendait pas avec ses deux parents et lors de leur séparation, elle est allée vivre avec sa mère, car ce n'était plus possible de vivre avec son père à 14 ans, même si elle avait choisi au départ de vivre avec lui. Sa mère a été selon Marjorie extrêmement difficile, je n'en saurai pas plus. La grand-mère de Marjorie a eu du mal à accepter la grossesse de sa fille et a refusé de voir Marjorie pendant quelques mois, ensuite les rapports grand-mère/petite fille se sont installés et Marjorie a de très bons souvenirs de sa grand-mère, elles s'aimaient énormément. La grand-mère s'est beaucoup occupée de sa petite fille, car la maman de Marjorie travaillait beaucoup. Marjorie ne m'a pas donné le prénom de sa maman et je ne lui ai pas demandé. Les parents de Marjorie ont gardé de bons rapports, même s'ils sont séparés.

Marjorie est très douce et d'une extrême gentillesse et très prévenante envers moi. Elle s'est confiée et j'ai senti une grande maturité. Sa maman et elle ont choisi de faire de ce déni quelque chose qui fait partie de leur vie. De plus, la maman de Marjorie a été prise en charge à la maternité, *« elle a été chouchoutée »*.

Dans le cas de Marjorie, son père était en couple avec une autre femme, si la maman de Marjorie avait eu connaissance de sa grossesse, cela aurait été difficile pour elle ; sans doute cette grossesse a-t-elle protégé l'enfant à naître.

Ce témoignage a été poignant, même s'il a été fluide, car j'ai compris que les choses sont ce que l'on peut en faire, et dans le cas de Marjorie et de sa maman, elles « font avec », même si les similitudes des dates de grossesse de Marjorie et de sa maman sont à noter et Marjorie en a conscience. Ce déni de la mère appartient à l'histoire de Marjorie donc elle « fait avec » également.

Pour cette enfant issue du déni, il ne semble pas avoir de blessures conscientes, car la maman s'est occupée de sa fille et ne l'a pas rejetée à la naissance, elle a compris qu'elle était mère dès l'accouchement et cela même si sa propre mère n'a pas voulu voir Marjorie.

Marjorie n'exprime aucune souffrance quant au déni de sa mère, comme écrit plus haut, aucune souffrance du moins *« consciente »*. C'est Marjorie, elle-même, qui emploie le mot *consciente*.

Il est à noter que Marjorie est également serveuse comme sa maman à l'époque de sa grossesse et que le papa de Marjorie a eu une leucémie un mois après la séparation d'avec la mère de Marjorie et que cette maladie a eu un bénéfice secondaire, le rapprochement de Marjorie et de son père.

Je connaissais Marjorie depuis plus de 20 ans sans savoir qu'elle était issue d'un déni de grossesse total, je ne connaissais pas son histoire. J'ai appris cette histoire par une connaissance commune, qui savait que je m'intéressais au déni de grossesse et que je rédigeais un mémoire. Marjorie a accepté de me parler sans hésitation aucune et accepte que j'utilise son vrai prénom dans ce mémoire. Je l'en remercie.

2.5- Documentaire TV (« Déni de grossesse : à mon corps défendant »)

À la suite du documentaire TV, des experts ont accepté de témoigner et de donner leur opinion sur le déni de grossesse.

Marina, ayant vécu un déni de grossesse, insiste sur le fait qu'elle n'est *« ni folle, ni menteuse »*, c'est pour cela qu'elle accepte de témoigner et pour dire aux femmes qu'elles ne sont pas seules.

L'enfant de Marina a cinq mois et demi, elle souhaitait avoir un enfant avec son conjoint, mais ils n'avaient pas de logement, ils étaient hébergés. C'est son compagnon qui lui a dit *« tu as pris du poids »* et qui *« insiste pour qu'elle fasse un test de grossesse »*, mais pour elle s'était impensable, elle a toujours eu des cycles menstruels irréguliers et rien n'indique une grossesse. Marina ne peut pas être enceinte, c'est inconcevable.

La prise de sang indique qu'elle est enceinte de six semaines (à ce moment-là ce n'est pas un déni). Elle prend rendez-vous chez un gynécologue, lui transmet les résultats de sa prise de sang et indique à son gynécologue qu'elle va peut-être avorter. Ce dernier lui fait une échographie au cabinet le jour même et lui explique que la grossesse est plus avancée que ce que l'indique la prise de sang et Marina apprend qu'elle est enceinte de sept mois.

Pour Marina, l'image vue sur l'échographie *« ce n'est pas son ventre »*, elle ne comprend pas que cela peut être son ventre, pour elle *« cela ne pouvait pas arriver »*. Elle a peur de n'être pas crue par son compagnon. Elle se demande : *« comment va-t-on faire ? »* L'avortement ne peut plus être envisagé, il n'est plus possible. Elle est *« dépassée par la situation »*.

« Dès la sortie du cabinet du gynécologue, le ventre commençait à se développer ». Deux mois après le bébé est arrivé ; c'est comme s'il savait qu'il devait prendre son temps pour que sa mère s'habitue à la grossesse, car le bébé est arrivé après le terme, Marina pensait ne pas savoir accoucher. Marina a énormément culpabilisé, selon elle, elle a délaissé son bébé dans son ventre. Pendant deux mois, elle a essayé de rattraper ce temps perdu.

Ce témoignage est fort intéressant, car le taux d'hormone de grossesse présent dans la prise de sang (hormone béta-hCG) n'a pas permis de définir que Marina était enceinte de

7 mois, la psyché et le corps masquent la datation de la grossesse jusque dans le sang de la mère, il y aurait donc un impact organique…

Ce n'est que l'échographie qui a pu renseigner valablement le gynécologue, la vue de ce fœtus. Le compagnon de Marina a donné l'alerte en voyant Marina grossir, il n'a pas été un « mari aveugle », terme employé par Guernallec-Levy (*op. cit.*).

Daniel Zaguri, psychiatre, présent lors de cette émission, prend la parole et explique que le déni de grossesse est l'illustration la plus extraordinaire de la force de l'inconscient (il rejoint les auteurs qui ont travaillé sur le déni de grossesse). Le psychisme nie l'existence de l'inconscient et ses manifestations physiques.

Pour certaines femmes, la grossesse est « une tache noire », elles l'ignorent de bout en bout et selon lui, il existe des cas plus complexes, ce sont les cas où la conscience de la femme fluctue.

Michel Libert, pédopsychiatre, indique que cela peut arriver à toutes les femmes en âge de procréer, c'est nouveau, avant 1970, les experts pensaient que le déni de grossesse était réservé uniquement à des situations psychiatriques graves. Ce qui n'est pas le cas selon lui.

Mélanie Granier sage-femme, indique que lors de l'annonce de la grossesse, la sidération est ce qu'elle retrouve à chaque fois *« puis le corps prend le relais »*. Selon elle, ce qui angoisse le plus ces femmes est de ne pas avoir pris soin de ce bébé pendant la grossesse, *« la prise de conscience de l'enfant doit se faire d'un coup »*.

2.6- Sophie sage-femme, témoignage 3

Sophie, sage-femme m'a parlé d'un cas de déni de grossesse qui l'a beaucoup touchée psychologiquement et émotionnellement. Ce témoignage a été bouleversant pour elle et pour moi également, car je sentais de l'émotion dans sa voix même. Il s'agit d'une jeune fille de 17 ans qui avait appris qu'elle était enceinte à sept mois et demi de grossesse. Elle a vite décidé d'accoucher sous X et de confier son bébé à l'adoption. Elle est venue accoucher avec ses parents.

Sophie m'a indiqué que cette adolescente a été très mature avant et pendant l'accouchement, elle n'a pas utilisé son téléphone portable, cher aux adolescents, a accouché dans de bonnes conditions, a réussi à « bien pousser ». Elle n'a pas voulu donner de prénom à son bébé et n'a pas désiré la voir (elle a accouché d'une petite fille). C'est Sophie, la sage-femme, qui a donné un prénom à l'enfant.

La grand-mère du bébé (la mère de l'adolescente) est restée une heure, seule avec le bébé, dans une salle prévue à cet effet, l'adolescente ne s'y est pas opposée. Ce fut très émouvant, me raconte Sophie.

Après l'accouchement, Sophie a remarqué que l'adolescente avait repris son rôle d'adolescente, portable vissé à la main, elle était enceinte d'un ancien petit ami et avait un nouveau petit ami, au courant de son état et de son accouchement. Le bébé est resté 15 jours en pouponnière et la maman n'a pas désiré la voir avant qu'elle soit confiée en famille d'accueil puis adoptée.

Sophie m'explique que lors des accouchements sous X, les coordonnées de la maman ne sont plus demandées, elle les inscrit dans une enveloppe fermée (nom, prénom, adresse, téléphone) au cas où il y aurait une complication, un décès lors de l'accouchement. Cette enveloppe fermée, reste dans le sac de la patiente, mais en aucun cas elle n'est conservée par l'hôpital.

Je lui pose donc la question suivante : le bébé pourra-t-il un jour connaître son histoire ? Elle m'indique que cela va être très compliqué, surtout dans ce cas, car la maman n'a pas laissé de mot (il est possible de laisser un mot, une feuille et un stylo sont donnés à la maman). La sage-femme peut également laisser un mot, Sophie me précise que dans ce cas, elle n'a pas laissé de mot, mais que peut-être elle reviendra sur sa décision, elle ne sait pas encore, elle est encore trop dans l'émotion. Les accouchements sous X représentent 7 à 14 grossesses par an dans cette maternité, « du simple au double », et tous les dénis ne se soldent pas tous par un accouchement sous X.

Si la femme qui accouche sous X et/ou fait un déni change d'avis et décide par la suite de garder son enfant, elle sera suivie après sa sortie de la maternité. Une prise en charge sera effectuée par la PMI.

Sophie m'indique également que les enfants issus de dénis ou lors d'un accouchement sous X sont très sages : *« Ils ne pleurent pas, comme si ce bébé disait* "garde-moi !" *»*

Sophie précise : *« il est dur de ne pas juger en tant qu'humain, mais je ne juge pas, nous accompagnons ces femmes au mieux ».*

Pour Sophie, il est impossible que ces femmes soient des dissimulatrices et qu'elles simulent, et elle pense que le lien mère/bébé ne s'est pas fait pendant la grossesse comme lors d'une grossesse classique.

Elle me confirme ce que je sais déjà, à savoir que rien n'est fait pour l'enfant et qu'il n'existe pas, à sa connaissance, d'études sur les enfants issus de ces dénis et accouchement sous X.

Je me rends compte lors de ce témoignage que le personnel, et donc la sage-femme dans ce cas, est impacté psychologiquement, même si Sophie est très professionnelle et très humaine face à ces situations.

Des dénis de grossesse et des accouchements sous X de femmes ayant eu déjà des enfants qu'elles élèvent existent.

Ces femmes ne se justifient pas quant à leur choix, elles sont libres, mais le personnel soignant se pose des questions humaines. Le non-jugement reste cependant leur ligne de conduite.

J'ai demandé à Sophie si les gynécologues avec lesquels elle travaille avaient la même attitude bienveillante qu'elle auprès de ces femmes, j'ai reçu un oui franc comme réponse. En aucun cas le monde médical, dans la maternité dans laquelle elle travaille, ne remet en cause le déni de grossesse, ce qui ressemble fort à une avancée des mentalités et j'en suis ravie à l'issue de cet entretien.

Sophie, à la fin de notre entretien, réfléchit et me dit que peut-être, elle écrira donc un mot au dossier de cette petite fille née sous X et issue d'un déni de grossesse pour lui expliquer le déroulement de l'accouchement, le fait que sa grand-mère ait passé du temps avec elle seule et que la maman n'avait que 17 ans et qu'elle a été extrêmement respectueuse avant et pendant l'accouchement.

À la fin de l'entretien, la décision de Sophie n'était pas prise, elle a besoin me dit-elle de *« prendre du recul »* sur ce cas. Je n'ai pas demandé à Sophie quel prénom, elle avait choisi pour cette petite fille, et elle ne me l'a jamais indiqué dans l'entretien. Tout comme Marjorie, qui n'a jamais prononcé le prénom de sa mère. Je respecte cela.

Je pense que le bébé ressent certainement ce sentiment d'abandon. Dès la naissance, il ne se comporte pas comme un nourrisson qui a eu un lien avec sa mère *in utero* et qui va avoir une place dans la famille, c'est comme si ce nourrisson savait. Je ne peux que penser que l'enfant perçoit cette absence de liens, car les faits sont bien réels, aucun de ces enfants ne pleure et comme tout le monde le sait, les pleurs sont le mode d'expression des nouveau-nés. Le fœtus se positionne derrière les côtes et ses mouvements ne sont pas perçus par sa maman lors d'un déni de grossesse. Nous savons que les circuits de sensibilité se construisent tôt *in utero*.

Comment comprend-on que le bébé ne se manifeste pas ? Cette question posée par la journaliste qui anime l'émission qui a produit le documentaire « Déni de grossesse : à mon corps défendant » (France 5) est importante pour moi, car cette non-manifestation du fœtus reste toujours une énigme. Il semblerait que le bébé bouge, bien évidemment ces mouvements sont moins perceptibles, car le bébé est positionné différemment, mais que les signes ne sont pas interprétés comme tels par la femme, cela serait une composante du déni de grossesse.

Pour la sage-femme présente lors de ce débat, ce phénomène est inexpliqué d'un point de vue scientifique, le bébé est « refoulé » par le corps dans le fond de l'abdomen, les mouvements ne sont pas interprétés comme mouvements d'un bébé. Je remarque que l'explication de la sage-femme comprend le terme *refoulé*, qui est un terme psychanalytique.

Michel Libert, pédopsychiatre indique également que les signaux ne sont pas intégrés par la future mère qui n'a pas conscience d'être enceinte.

2. 7- Sabine, psychologue exerçant dans une maternité, témoignage 4

Pour parler du déni de grossesse, Sabine se base sur la pratique et selon elle, *« le déni de grossesse ça dépend sur quoi il aboutit »*, c'est-à-dire que ce déni va aboutir soit à un accouchement sous X soit à un accompagnement psychologique et selon le cas, il va y avoir une orientation soit vers la maternité, soit vers la gynécologie (accouchements sous X).

Sabine a reçu une demande récente de la maternité, par le biais de la sage-femme. Il s'agit d'une femme « qui a des dénis de grossesse à répétition », elle vient d'apprendre qu'elle est enceinte de huit mois, Sabine préfère le terme *orientation* au « signalement » par la maternité ou par la PMI (protection maternelle et infantile).

Je demande à Sabine s'il y a un suivi psychologique des femmes ayant vécu un déni de grossesse, ce qui semble être le cas, à la différence de mes lectures, et Sabine me répond « c'est vrai et c'est faux ».

Ces femmes peuvent décider d'être prises en charge au niveau psychologique, l'équipe soignante le propose. Le suivi est proposé à la découverte du déni donc si le déni est découvert tardivement, il y a forcément peu de suivi.

Qu'en est-il du suivi après l'accouchement ? Cette question est essentielle pour moi. Après l'accouchement, parfois ces femmes sont suivies. Du moment que l'enfant est investi, et cela dépend si ces femmes sont des primipares ou pas (l'intégration est plus difficile lors d'un premier enfant), il n'existe pas d'accompagnement. L'accompagnement de la mère et de l'enfant après la grossesse est rare. Sabine m'indique que « L'accompagnement se fait plus dans l'entre-deux (entre la découverte du déni et l'accouchement) que dans l'après. »

Le désir d'enfant est là dans l'inconscient, mais la grossesse ne semble pas accessible, certaines femmes vont enfanter tout le temps comme cela, mais pour Sabine, cela ne donne pas une incapacité à investir l'enfant par la suite. Bien entendu, les cas sont tous différents pour Sabine.

Je lui demande si elle a eu en consultation des enfants issus d'un déni de grossesse : dans ce service, elle travaille à mi-temps pour une grosse maternité, en l'aval ce n'est pas possible, elle va accompagner des situations graves et ensuite elle oriente. Elle a un rôle de prévention jusqu'à l'accouchement. Cela voudrait dire que ces enfants issus d'un déni de grossesse pourraient être vus par les CMPP lorsqu'ils auront quatre ou cinq ans (pédopsychiatrie).

A-t-elle rencontré des adultes qui ont été issus d'un déni de grossesse et qui enfantent ? Sabine ne le sait pas, ce n'est pas totalement inexistant dans son esprit, mais cela ne l'a pas marquée.

Elle ne rencontre pas tout le temps de déni, elle accompagne deux femmes par an, car ces femmes ne sont pas toutes d'accord pour être accompagnées et l'accompagnement n'est pas toujours proposé.

Pour Sabine, psychologue, le déni fait partie des névroses et pas forcément des psychoses. Sabine a travaillé en cancérologie et en gynécologie, elle constate un tas de phénomènes de déni. Dans le déni il y a un « blanc » ; à la différence de la dénégation, la réalité est perçue. Ces femmes découvrent quelque chose qui « n'a pas eu le temps d'arriver à la conscience ». Il est à noter que Sabine emploie « n'a pas eu le temps » et non pas « n'a pas pu arriver ».

Sabine n'a jamais rencontré d'états limites ou psychotiques, elle a travaillé avec des femmes « normalement névrosées ».

Dans les dénis de grossesse, il y a différentes cliniques, sous ce registre de la non-perception de la grossesse, on a des tas de choses différentes.

Nous concluons sur la discussion suivante : qu'en est-il de ce terme de déni ? Quand on vit la clinique, on rencontre des tas de faits qui ne peuvent pas se relier uniquement au déni et la culture populaire s'empare d'un mot pour en faire quelque chose, mais quand on commence à devenir pointilleux, le déni ne correspond pas toujours à cette clinique (déni, dénégation). On ne peut pas mettre ces histoires dans des cases.

Il ne faut pas dramatiser, mais il faut savoir ce que représente ce déni pour la femme.

Pour Sabine, c'est compliqué de savoir ce qu'est le déni, entre ce que l'on comprend et ce que l'on étudie, surtout lorsqu'on travaille sur le déni en profondeur. « Pour certains médecins, il est impossible qu'une femme ne sache pas qu'elle est enceinte et donc de comprendre le déni, la force du psychisme est tellement incroyable que cela ne peut être compris par le monde scientifique ». Cette affirmation du monde médical revient souvent tout au long de ce mémoire, il est impossible qu'une femme ne connaisse pas son état de grossesse.

Selon l'avis de Sabine, certaines femmes banalisent le déni, car elles souhaitent le normaliser et souvent cela se passe très bien par la suite. Dans la réalité ces femmes en grande majorité, investissent leur enfant.

2.8- Synthèse de la partie clinique

Le déni de grossesse reste un sujet encore trop flou, même s'il existe une association qui œuvre en faveur de ces femmes, des auteurs, des émissions TV et des personnes compétentes qui s'investissent sur ce sujet

En effet, tant que le législateur et le monde médical dans son ensemble ne se pencheront pas sur ce sujet, il sera difficile d'avoir un réel changement de mentalités. En tant que de psychanalyste et femme, ce qui m'importe est une réelle prise en charge de ces femmes.

Je tenais à mentionner le fait que le monde médical, dans son ensemble, se préoccupe de plus en plus du déni de grossesse et ces femmes sont de mieux en mieux accompagnées, que cela soit par leur médecin traitant, sage-femme et gynécologues.

Farida, dit qu'elle a été accueillie et prise en charge, avec « bienveillance » certes par les sages-femmes, infirmières, mais aussi gynécologues hommes.

Il est assez déstabilisant de constater qu'un sujet comme le déni de grossesse, qui ne laisse personne indifférent, ait si peu d'impact au niveau législatif. Ce sujet est abordé par des journalistes, gynécologues, psychologues, psychanalystes compétents, mais ces études ne semblent pas parvenir au Législateur et au ministère de la Santé. Cette énigme devrait-elle rester une énigme ?

Je pense que la communauté scientifique dans son ensemble et les pouvoirs publics ne sont pas encore capables de reconnaître le pouvoir de l'inconscient.

III

DISCUSSION

3.1- Corps et esprit désunis ou unis dans le déni de grossesse ?

Lors de la partie théorique, dans le paragraphe corps-psyché, j'ai cité des auteurs qui pensent que le corps et la psyché sont en interaction. C'est cette théorie qui nous intéresse, car je pense également que cette interaction est opérante dans le cas du déni de grossesse et que le déni de grossesse est l'exemple le plus significatif de cette interaction et c'est parce qu'elle est opérante que le déni de grossesse peut exister.

Il est encore difficile pour le monde scientifique dans son ensemble de reconnaître ce pouvoir de la psyché sur le corps. Je pars du postulat que la psyché donne l'impulsion et que le corps matérialise cette impulsion. Partir du postulat inverse, le corps donne l'impulsion à la psyché ne me paraît pas démontrable. Le corps, enveloppe dotée d'un inconscient est en lien avec la psyché, et du moment où la parole apparaît, le corps manifeste ce que la psyché ne peut se représenter.

Une des femmes interviewées, Coralie m'indiquait c'est comme si mon corps avait pris le contrôle sur ma tête et je me suis sentie psychologiquement enceinte lorsque j'ai eu les résultats de mon test de grossesse et mon ventre est sorti le lendemain de l'échographie de datation qui fut donc ma première échographie tout de suite après le résultat du test de grossesse ». Coralie avait ses règles, elle prenait la pilule, elle n'avait vomi qu'une seule fois. Ce déni partiel, levé « dès » 3 mois et demi de grossesse, lui laisse encore des séquelles, elle a toujours peur me dit-elle en 2019, alors que son déni de grossesse a eu lieu en 2011. Coralie, dès un retard de règles, fait un test de grossesse systématiquement, ce déni a été pour elle traumatisant.

Pour cette femme, le corps semble l'emporter sur la tête, elle l'exprime d'ailleurs très nettement, mais le corps obéit à son esprit conscient qui ne reconnaît pas la grossesse.

La femme n'a pas conscience du tout d'être enceinte et je dirais que ces témoignages ont été primordiaux pour moi, car j'ai compris que le déni est un mécanisme de défense extrêmement puissant et que lorsqu'il est levé, il en devient pour certaines femmes presque mystique tellement elles sont impressionnées et à l'inverse, d'autres femmes le banalisent (on pourrait même parler de clivage dans leurs réactions).

Cette banalisation semble peut-être, être un déni également. Je pense que la mère va investir son enfant, mais que si ce déni est banalisé, cela reste un déni ; quoi qu'il en soit, ces femmes le banalisent pour pouvoir le vivre normalement.

Pourquoi et comment l'esprit (le mental) arrive-t-il à mettre entre parenthèses la grossesse ? Ou est-ce le corps qui met cette grossesse entre parenthèses ? Lequel des deux précède l'autre ? Plus haut, j'indiquais que selon moi, la psyché précédait le corps. Cette question est posée sans réponse certifiée ou tout du moins les auteurs s'accordent pour parler de grossesse psychique même si le lien corps-psyché est établi.

Le corps et psyché doivent être en accord parfait pour déclencher un déni de grossesse.

Le corps et la psyché ne peuvent pas être dissociés lors d'un déni de grossesse et ce n'est pas uniquement le corps ou uniquement la psyché qui met la grossesse entre parenthèses. De plus, le corps et la psyché s'entendent parfaitement pour nier cette grossesse.

Dans le cas du déni de grossesse, le corps ne parle pas ou parle un langage que la femme n'est pas en mesure de comprendre : le corps obéit à la psyché, mais pour se faire le corps et la psyché doivent être unis et non pas désunis.

Marinopoulos et Nisand (*op. cit.*) nous indiquent que « le corps est soumis à la psyché ».

En partant de cette théorie, si le corps est soumis à la psyché c'est bien qu'il existe une interaction entre le corps et la psyché et que le déni de grossesse serait un déni de la psyché et ensuite du corps donc un double déni.

Cette question est posée par la psychanalyste moderne *« la femme ignore la grossesse parce que les signes ne sont pas là ou est-ce parce qu'elle ignore sa grossesse que les signes ne sont pas là* ? Pour la psychanalyse moderne, la psyché tient les rênes et interdit la prise de conscience. Je suis tout à fait d'accord, la psyché donne l'impulsion au corps, mais le corps doit être en accord avec la psyché afin de ne pas manifester cette grossesse. La psyché est le détonateur, mais le corps coopère fidèlement. La théorie moniste bat son plein dans le déni de grossesse.

Didier Anzieu dans *Le Moi-Peau* (*op. cit.*) nous parle également d'inconscient corporel. La grossesse existe, mais elle est niée par le corps et l'esprit, ces deux éléments sont nécessaires, à la différence de la dissimulation, la femme se sait enceinte, la grossesse est conscientisée.

3.2- Déni de grossesse, un mécanisme de défense toujours levé par la naissance de l'enfant ?

Lors des néonaticides et dans certains cas de déni de grossesse, il semblerait que psychanalytiquement ces femmes n'arrivent pas à se représenter l'enfant comme un être vivant, un sujet, mais pensent accoucher « d'un bout d'elle-même », « d'une chose inerte », « cette chose ». La béance est trop grande, la représentation impossible, sans doute ces femmes ont-elles un noyau psychotique.

Dans un premier temps, revenons sur les néonatices, je déplore comme d'autres d'ailleurs, l'attitude de certains journalistes en France qui œuvrent (inconsciemment ? ou pour faire place au spectaculaire ?) pour que néonaticide et déni soient associés. La plupart des enfants issus d'un déni de grossesse sont en vie et investis par leur mère.

Le néonaticide reste l'exception. Une femme qui dénie sa grossesse ne commet que rarement un néonaticide.

De plus, il est bon de rappeler également dans ce paragraphe que « sur 5 néonaticides à l'issue d'un déni complet, 4 ne portent aucun stigmate de violence ayant entraîné la mort », ainsi, selon Marinopoulos et Nisand (*op. cit.*) : « elles accouchent et ne sont pas enceintes ».

Chaque fois qu'un néonaticide se produit, le déni est pointé du doigt, alors que le déni est la conséquence psychanalytique d'un traumatisme vécu en amont et que le déni de grossesse ne donne que rarement lieu à un néonaticide.

De plus, ces femmes pensent avoir accouché d'un bout d'elle inerte, elles n'ont pas conscience d'avoir accouché d'un enfant, dans ce cas avaient-elles réellement l'intention de tuer ? Je ne pense pas, mais ce mémoire n'a pas la prétention de traiter de l'intention de tuer ou non conformément au droit pénal français ; mais ce qu'il est important de relever, c'est qu'elles pensent « accoucher d'un bout d'elle-même ou d'une chose inerte », la béance est trop grande et la décompensation psychique totale, et ce mécanisme de défense n'est pas levé par la naissance de l'enfant.

En tant que psychanalyste, la question à se poser est celle du noyau psychique des femmes qui commettent un ou plusieurs néonaticides à la suite d'un déni total de grossesse et d'un déni d'être mère qui implique un déni d'enfant.

Il faut pouvoir reconnaître l'existence même de l'enfant (relation objectale) ; ces femmes qui accouchent seules après un déni total de grossesse ont l'impression d'accoucher d'un bout d'elle-même, d'autres voient un enfant mort alors qu'il ne l'est pas. On pourrait dire qu'elles ne reconnaissent pas l'objet au sens psychanalytique du terme, il n'y a pas de différenciation et elles n'arrivent pas à se le représenter, la béance au sens psychanalytique étant trop grande.

D'ailleurs Lise (émission France 5 « Déni de grossesse : à mon corps défendant ») indique que si elle avait accouché seule, elle ne se serait pas rendu compte qu'elle accouchait d'un enfant, cela ne veut pas dire, *a contrario*, que Lise a un noyau psychotique, mais lors de l'accouchement sans avoir conscience d'être enceinte, la femme peut décompenser et la réalité peut parfois échapper, car le déni persiste à l'annonce de la grossesse ou lors de l'accouchement.

Il faut quelquefois du temps, même si le temps va être court, pour devenir mère. Lise indique qu'elle a accouché à 9 h, et c'est lors de la visite de sa sœur à 18 h qui lui a annoncé : *« tu es maman »* qu'elle a pris conscience qu'elle était mère et que Bastien était son enfant. Nous voyons l'importance du tiers séparateur, qui est un élément extrêmement important en psychanalyse : une personne qui est reconnue par la mère et qui reconnaît l'existence de l'enfant à son tour et qui donc le rend opposable aux yeux de la famille et de la mère.

Le tiers semble être un élément fondamental de la levée du déni de grossesse et place l'enfant au sein de la famille. Il s'agit d'un tiers séparateur et un tiers qui reconnaît l'enfant comme appartenant à la famille.

Je pense que ce tiers doit avoir une importance dans la lignée familiale. Dans notre cas, il s'agit de la sœur qui reconnaît l'enfant de sa propre sœur et reconnaît sa sœur comme mère, même si elle ne l'a pas vue enceinte. L'enfant est né et ensuite il est reconnu comme tel et cette reconnaissance est opposable à la mère.

Nous comprenons donc que, pour les femmes qui accouchent seules sans se savoir enceintes au préalable dans le cas de déni de grossesse total, la situation est traumatisante, terrifiante, sidérante. Ces femmes sont en détresse psychique. Il y a une décompensation psychique à ce moment-là.

Pour certaines femmes, il semblerait que le déni ne soit pas levé après la naissance de l'enfant et je dirai tout au long de la vie, l'enfant n'est pas le fruit de sa chair physique et psychique (Anzieu, *op. cit.*). Je pense qu'il est aujourd'hui important de distinguer le déni de grossesse du déni d'enfant qui peut perdurer toute la vie. Dans le cas des néonaticides, le déni de grossesse n'est pas suffisant, il faut un déni d'enfant.

Je me dois de mentionner le cas d'une femme adulte (qui refuse que je cite son prénom) née à l'issue d'un déni de grossesse, devenue mère à son tour. Sa mère qui a donc dénié sa grossesse ne reconnaît pas à sa fille le statut de mère. Elle ne dit pas à ses petits-enfants 'comment va votre mère' mais 'comment va' et elle cite le prénom de leur mère, jamais ne sort de ses lèvres le mot *maman* ou *mère*.

Elle garde ses petits-enfants, mais à la seule condition que les repas soient prêts, que les enfants ne soient pas malades et n'a jamais pu garder ses petits-enfants lorsqu'ils étaient nourrissons… trop effrayants pour elle, trop de responsabilité. Elle ne souhaitait pas que sa fille devienne mère et lui disait *« les enfants cela ne sert à rien »*, elle parlait à sa fille comme si ce n'était pas sa fille, aucun lien ne semblait exister dans son psychisme et son corps.

Je pense que cette femme a un noyau psychotique et non pas une structure névrotique, car le déni persiste alors même que sa fille est devant ses yeux. J'ai conscience que cela peut être difficile à comprendre. Je pense que le déni d'enfant, le déni d'être mère et non plus de grossesse, peut ne jamais être levé. Ces enfants se retrouvent donc sans mère psychique, mais uniquement avec une mère biologique. La mère sait qu'elle a accouché, mais il semblerait que persiste une indifférenciation, une fusion avec elle-même, j'ai accouché d'un bout de moi, je ne lui reconnais pas la qualité d'objet, aucune différenciation n'est possible et je ne tolère pas que cet enfant puisse être différent de moi, dans sa vie, son langage, ses choix.

Le déni d'enfant est bien présent. Cet enfant est un bout d'elle sans qu'elle lui reconnaisse la qualité d'être un autre à part entière. Aucune différenciation n'est possible. Je suis l'autre qui est moi.

Les différents auteurs s'accordent pour indiquer que la levée du déni peut être différée dans le temps : « Cependant, dans certains cas, l'accouchement lui-même ne suffit pas à lever le déni qui peut persister pendant des périodes plus ou moins longues après la naissance » (Delorge, 2013).

J'ajouterai que ce déni peut persister tout au long de la vie.

Cette seconde hypothèse explique peut-être d'un point de vue psychanalytique le dernier fait divers sur lequel la journaliste Catherine Fournier, a fait l'article « Le déni absolu de grossesse » (2018), le mot *absolu* est employé, et c'est déjà une avancée considérable. Je lui préférerais le titre suivant : *Le déni absolu d'enfant*, car dans ce fait divers, il ne s'agit plus uniquement d'un déni de grossesse, cela va plus loin.

Il s'agit d'une mère qui a caché son 4e enfant aux yeux de tous, et ce fait divers peut me servir à étayer mon hypothèse de déni qui ne serait jamais levé par la naissance de l'enfant, la présence, donc la vie de l'enfant, l'individu-enfant.

Je détaillerai ce fait divers également dans le paragraphe 3.5 (complicité familiale).

Cette petite fille a été cachée par sa mère aux yeux du monde, de ses trois frères et sœurs et avec « des soins *a minima* » (les termes *a minima* me semblent mal choisis, car les soins étaient vraiment moins qu'*a minima*). Les experts ont décrit cette femme comme « immature affectivement avec une identité féminine floue et incertaine, mais sans pathologie psychiatrique ».

Séréna a été retrouvée dans le coffre de la voiture de sa mère Rosa Maria, elle a été cachée pendant deux ans dans ce coffre et a été trouvée par un garagiste.

Le psychiatre Jacques Bertrand explique à la Cour lors du procès qu'il s'agit d'un déni de grossesse total suivi d'un *déni d'enfant* (le terme est employé par le psychiatre au cours du procès), l'enfant a été « chosifié ». Rosa Maria avait précédemment, accouché de son deuxième enfant à la suite d'un déni de grossesse et cet accouchement a été catastrophique et de son troisième enfant à la suite d'un déni partiel.

Le déni de grossesse n'est pas considéré comme une pathologie, donc je cite : « aucune raison psychiatrique d'invoquer l'absence de discernement ».

Séréna souffre d'un syndrome autistique irréversible lié selon les experts « aux privations sensorielles et stimuli des premiers mois de sa vie ».

Ce non-événement qui est la naissance et la vie de Séréna, le déni de grossesse, le déni des mauvais traitements infligés laissent penser que d'un point de vue psychanalytique le déni a persisté à la vie et à la vue de l'enfant.

3.3- Dissimulation, dénégation de grossesse

Ce paragraphe ne sera pas très long, mais il est néanmoins indispensable, dans ce mémoire, de distinguer la dissimulation de grossesse, la dénégation de grossesse et par là même le déni de grossesse.

Dissimulation et dénégation sont souvent confondues dans la conscience populaire alors qu'en psychanalyse il s'agit de deux choses différentes.

La grossesse n'est pas visible par les autres, mais dans le cas de dissimulation de grossesse, la femme se sait enceinte. La grossesse est conscientisée, mais cachée.

J'insiste, car la dissimulation de grossesse n'est pas dans ce mémoire la grossesse déniée par la psyché et le corps. Lors de la dissimulation, la femme se sait enceinte, mais cache son état, l'intention consciente de la femme existe lors de la grossesse cachée, mais on pourrait cependant nuancer.

En effet, souvent, la femme est dépassée par cette dissimulation et il arrive que sa conscience fluctue, la grossesse est consciente, mais cette conscience de la grossesse ne serait pas présente à tous les instants.

Dans la dénégation de grossesse, ces femmes se savent enceintes puis l'oublient réellement (refoulement) et le corps ne parle pas, tout comme lors d'un déni de grossesse. La femme est pleinement consciente de sa grossesse au début, mais ensuite « l'oublie » : témoignage France 5, « Déni de grossesse : à mon corps défendant » (*op. cit.*).

Il est difficile de différencier le déni de la dénégation de grossesse, selon Orliaguet (2016).

La dénégation est définie par Laplanche et Pontalis (1967) comme un « procédé par lequel le sujet, tout en formulant un de ses désirs, pensées, sentiments, jusqu'ici refoulé, continue à s'en défendre tout en niant qu'il lui appartienne ».

Missonnier (2016) nous apporte un élément permettant selon lui de distinguer déni et dénégation. C'est la protestation (= je n'ai pas pu penser cela) qui constitue une levée partielle du refoulement ; cette modification du mécanisme de défense porterait sur la réalité psychique interne alors que la modification du mécanisme de défense du déni porterait sur la réalité externe : « Cette brèche interne est la figure absolument contraire au clivage du déni perceptif externe. »

Ces cas de dissimulation de grossesse aux autres ne font pas partie de ce mémoire et ne devraient pas être étudiés dans le cadre des dénis de grossesse *stricto sensu* comme définis tout au long de ce mémoire, car dans ces cas, la grossesse est consciente.

Cependant, cette dissimulation n'est peut-être pas tout à fait volontaire et peut produire les mêmes effets sur les enfants issus du déni que le déni de grossesse ; une grossesse cachée empêche-t-elle la mère de se représenter l'enfant et de l'investir dès l'annonce de la grossesse ? Cela semble possible d'un point de vue psychanalytique.

Dans la dénégation, la grossesse va passer du conscient vers l'inconscient corporel et la psyché.

3.4- Déni de grossesse et désir d'être mère

Au préalable, il est nécessaire de s'attacher au noyau psychique de ces femmes :

Pour Guernallec-Levy (*op. cit.*), le déni s'avère plus fréquent chez les psychotiques, mais l'inverse n'est pas vrai « la proportion de femmes souffrant d'une pathologie mentale diagnostiquée parmi les cas de déni de grossesse n'est pas significative ».

Cependant, ce n'est pas parce qu'une pathologie mentale n'est pas diagnostiquée qu'elle n'existe pas.

Pour Marinopoulos et Nisand (*op. cit.*), le déni se rapproche du fonctionnement des personnalités psychotiques, « les similitudes s'arrêtent là ». Selon eux, ces femmes névrosées peuvent utiliser de manière massive le déni « comme si sa structure névrotique allait puiser dans un noyau psychotique actif pendant ce moment spécifique de la grossesse, et ce, sur un mode transitoire ».

Des personnes névrosées auraient donc accès si l'on suit cette théorie à un noyau psychotique actif seulement pendant la grossesse.

Sarah Seguin, 2011, citée dans le livre de Benoit Bayle (*op. cit.*), a mis en évidence une structure « plutôt névrotique » de ces femmes avec un évitement du conflit, des difficultés à s'identifier à une figure féminine, des défenses rigides de formes obsessionnelles : sa thèse est très intéressante, car elle a étudié le fonctionnement psychique de ces femmes.

Certaines femmes dénient également avoir fait un déni, en général ce sont les femmes avec un noyau psychotique ; à la différence des névrosées, la béance est trop grande et pour ces cas, je ne pense pas que l'on puisse établir un désir d'être mère, dans le sens d'un véritable désir.

Il me paraît nécessaire enfin de distinguer le déni de grossesse du désir d'être mère chez les névrosées et les névrosées versant état limite, car comme nous l'avons vu, le désir d'être mère peut exister, mais la grossesse visible n'est pas possible (déni protection de l'enfant) pour la mère, citons à nouveau l'exemple d'une grossesse survenue à l'occasion d'un adultère. Quelquefois également, être mère peut faire peur, j'ai cité le cas de Lise dans la partie II, être mère était pour elle angoissant, le corps et l'esprit, en déniant cette grossesse, lui ont permis d'être mère.

Le déni de grossesse peut donc permettre à ces femmes de devenir mères, ne dit-on pas que l'inconscient sait mieux que nous ce que l'on désire et qu'il gouverne notre vie. Le déni de grossesse permet la réalisation d'un désir inconscient.

Farida (partie II) désirait être mère, mais se pensait stérile puisqu'elle avait essayé de tomber enceinte en vain, pendant des années. Elle tombe enceinte au moment où elle se sépare de son conjoint et que ce dernier part vivre dans le nord de la France. Ce timing est assez déconcertant puisque je n'y vois pas de hasard. Un couple qui essaie pendant des années de procréer et qui va réussir par le biais d'un déni de grossesse au moment où il se sépare.

Je pense que Farida avait un véritable désir d'être mère, mais certainement une impossibilité à vivre une grossesse visible donc consciente dès le début de la grossesse. La seule façon d'avoir un enfant à ce moment-là de sa vie était certainement possible par le biais d'un déni de grossesse. Peut-être est-ce pour cela, que certaines femmes qui ont eu des enfants avec une grossesse consciente à un moment de leur vie peuvent nier une de leur grossesse en raison d'un traumatisme survenu ou réactivé à ce moment-là de leur vie.

3.5- Place et rôle de la complicité familiale

Affaire Séréna, Cour d'assises de Corrèze : cette petite fille a été cachée par sa mère aux yeux du monde, de ses trois frères et sœurs et a bénéficié uniquement de *« soins a minima »*.

Le père de l'enfant assure qu'il ne savait rien du tout et ne se demandait pas vraiment d'où venait l'odeur nauséabonde de la voiture ; lors de la découverte de Séréna dans le coffre, il était très alcoolisé. Pour cet homme, sa femme est une bonne mère pour ses enfants. Je note qu'il ne cite pas Séréna parmi ses enfants, ils parlent des enfants nés précédemment. Et les experts indiquent que pour eux (les parents) c'est « un non-événement ».

Comme indiqué plus haut dans ce mémoire, Séréna souffre d'un syndrome autistique irréversible lié selon les experts « aux privations sensorielles et stimuli des premiers mois de sa vie ». Cet enfant n'était pas son bébé, mais « une chose », cette femme a maintenu en vie Séréna en lui prodiguant de mauvais soins.

Maria Rosa, la mère de Séréna indique, je cite *« c'est très dur d'être confrontée à la réalité, au mal que je lui ai fait »*. Le pédiatre qui a examiné Séréna parle de *« carence historique en vitamine D »* et *« de carences socio-affectives comme je ne m'en souviens pas dans ma longue carrière »*.

Les experts n'ont pas conclu à une maladie psychiatrique puisque le déni n'est pas reconnu comme une maladie, mais un symptôme. Il semblerait que Maria Rosa soit psychotique. Cette dernière pleure et parle de réalité lors du procès lorsque les faits sont exposés, mais qu'en est-il de sa réalité interne et externe (soi/les autres) ?

Pour les experts, le père paraît absent et n'a pas son rôle de tiers, souvent alcoolisé, ne prenant peut-être pas soin de sa femme et déniant lui-même les deux dénis de grossesse précédents, la complicité du père même inconsciente ne semble pas faire de doute. Peut-être que ces dénis faisaient suite à un traumatisme personnel des deux parents ?

Guernalec-Lévy (2007) nous parle « de maris aveugles » lorsqu'elle évoque l'affaire Courjault et le mari de Véronique Courjault.

Des interrogations subsistent quant aux maris aveugles, si l'on accepte le déni de grossesse en tant que tel, la question que je me pose est : pourquoi est-ce difficile de croire que ces hommes n'ont rien vu, ils ont peut-être fait un déni du déni de leur femme ? Le déni serait là encore un double déni. Ces hommes n'étaient pas dans l'affect, ne jouaient pas leur rôle de père, des traits communs semblent se dégager chez les maris des femmes niant leur grossesse.

Dans le cas de Séréna, le mari et père indique que sa femme est une bonne mère pour ses enfants et ne semble pas intégrer Séréna comme son quatrième enfant, et il nie presque les mauvais traitements, le déni de grossesse et le déni d'enfant. Ce fait divers m'a extrêmement touchée, je me demande comment cette petite Séréna va vivre sa vie et je ne suis malheureusement pas étonnée de lire que Séréna est atteinte d'autisme.

La mère de Séréna a été condamnée à cinq ans d'emprisonnement dont trois avec sursis avec un suivi de soins pendant cinq ans et elle a été déchue de son autorité parentale. Le parquet a fait appel de cette décision, il y aura donc un second procès.

La mère de la femme qui nie sa grossesse peut être « complice » également si elle n'a pas su autoriser le maternel dans le corps de sa fille (Lacan).

Il semblerait que tous ces cas supposent l'intervention active ou passive de l'Autre dans la négation de grossesse, que ce soit par les interdits parentaux, un traumatisme sexuel, un « mari aveugle ».

Si on pousse ce raisonnement à l'extrême, la complicité familiale et même extra-familiale serait présente lors des dénis de grossesse, car « aucun enfant n'existe seul » comme le disait Winnicott, donc si aucun enfant n'existe seul, aucune adulte devenue en âge de procréer ne s'est faite seule et sa vie, ses traumatismes nécessitent des interactions pouvant être considérées comme une complicité inconsciente dans les cas de déni de grossesse.

3.6- Conséquences pour l'enfant né à l'issue du déni

Je n'ai pu malheureusement avoir qu'une interview d'une enfant issue d'un déni de grossesse, enfant devenue une femme adulte.

Que cela soit dans les blogs, les comptes d'utilisatrices privées sur les réseaux sociaux, mais s'étant mises en mode public, ces femmes ayant fait un déni de grossesse déplorent toutes le manque d'études sur les enfants issus du déni.

Partant de ce constat fait par ces femmes, j'ai contacté quelques personnes sur les réseaux sociaux, mais aucune n'a donné suite…

Le lien mère-enfant ne s'étant pas fait *in utero*, un manque doit exister, manque qu'il faudra combler. Considérant ce lien, il faut bien entendu distinguer l'enfant issu du déni partiel ou total.

Le corps et la psyché étant entrés dans un principe d'incertitude, double incertitude comme expliqué plus haut, cette double incertitude suit-elle l'enfant toute sa vie s'il n'est pas pris en charge, s'il ne trouve pas de lieu thérapeutique pour s'exprimer ?

L'enfant du déni peut-il se reconnaître ? Faut-il distinguer l'enfant du déni partiel ou total ? Je pense qu'il faut forcément les distinguer, car dans le déni partiel, un lien existe tout de même entre la mère et l'enfant.

Et qu'en est-il des enfants issus d'un déni et dont les mères ont accouché sous X ? Ces derniers ne pourront jamais connaître leur histoire.

CONCLUSION

Il est important de ne pas seulement entendre, mais d'écouter véritablement les femmes qui ont vécu un déni de grossesse. Ce déni est vécu dans la majorité des cas comme un traumatisme.

Je cite à nouveau l'exemple de Coralie qui, lors de notre rencontre, me disait qu'elle avait appris qu'elle était enceinte de son second enfant à trois mois et demi de grossesse, nous sommes dans ce cas, à la limite du déni. Malgré cela, Coralie s'est sentie coupable dès qu'elle a appris sa grossesse, elle m'a indiqué : *« le ventre est sorti le lendemain et à ce moment-là je me suis sentie enfin enceinte ».*

Ceci prouve que le déni reste un traumatisme même lorsqu'il est levé rapidement. Coralie s'est même sentie coupable de pleurer, car elle *« n'avait pas senti qu'elle était enceinte alors qu'à ce moment-là, il faut être heureuse ».*

Si Coralie a du retard dans ses cycles menstruels, elle va acheter un test de grossesse, le traumatisme et la culpabilité perdurent. Coralie n'a jamais consulté ni de psychanalyste ni de médecin pour s'exprimer, personne ne le lui a proposé, c'est la première fois avec moi qu'elle a pu en discuter et livrer son ressenti.

Lorsque Coralie a accouché, son bébé était atteint d'ictère, elle s'est sentie à nouveau coupable. La culpabilité d'avoir nié sa grossesse est réapparue de manière intense lors de l'accouchement « si son bébé était malade, c'était de sa faute ». Elle pense expliquer à son garçon sa grossesse et l'accouchement, elle me dit *« je vais tout lui raconter, on ne pensait pas que tu allais arriver si vite, mais nous sommes heureux ainsi tous les quatre ».* Dans ce cas encore, nous pouvons constater une prise en charge défaillante par le corps médical. En effet, des conseils sur les mots à dire à son enfant auraient pu la rassurer et lui ôter ce sentiment de culpabilité.

Avec cet exemple, nous comprenons qu'il est difficile de prendre en charge les enfants issus du déni, les mères de ces enfants n'ayant pas pu être elles-mêmes entendues.

Reconnaître le déni serait reconnaître la puissance de l'inconscient et le monde médical dans son ensemble, porté par la pensée scientifique, ne semble pas prêt à cela.

Marina (dans le documentaire « Déni de grossesse, à mon corps défendant » de France 5) insiste sur le fait que certains personnels soignants ne sont pas sensibles à ce déni et peuvent ne pas être professionnels et à l'écoute.

Le déni de grossesse est malheureusement découvert sur le tas par les sages-femmes, il ne fait pas partie du cursus scolaire des sages-femmes (renseignement pris chez sages-femmes en exercice) alors qu'un bébé issu d'un déni de grossesse naît toutes les 6 heures en France.

Une formation sur le déni de grossesse pour l'ensemble du personnel médical travaillant dans une maternité semble nécessaire.

Cependant, les mentalités évoluent et ces femmes sont très bien accueillies par une grande partie du monde médical. Sophie, qui aime son métier, est extrêmement à l'écoute, très professionnelle et impliquée.

La situation est différente pour chaque femme, mais traumatisante pour toutes les femmes et peut-être même également pour celles qui la banalisent. Un déni de grossesse n'est jamais anodin. Bien entendu, cela dépend des femmes, certaines le vivent très mal et d'autres se pardonnent et l'acceptent consciemment, mais qu'en est-il de l'inconscient ? Nous pouvons nous poser valablement la question de l'inconscient.

En effet, j'ai été assez surprise par le témoignage de Farida, même si cette femme investira son enfant et sera une maman aimante. Elle banalisait le déni de grossesse : la part inconsciente me semble un domaine à explorer, ne s'agit-il pas d'une formation réactionnelle ou d'un second déni ?

Sabine, psychologue, m'indiquait que, selon elle, les femmes normalisent ce déni pour le rendre acceptable.

Toutes en parleront à leurs enfants, ces mots permettront d'éviter les secrets de famille et peut-être l'apparition d'une « crypte » au sens du trans-générationnel.

Ce mémoire ne s'arrête pas pour moi avec cette conclusion, je continuerai à m'intéresser à ce sujet et j'espère un jour pouvoir travailler avec des enfants issus de dénis de grossesse.

À l'issue de ce travail long, mais intéressant, je souhaiterais faire part de mon intime conviction. Il me semble nécessaire que le Législateur réfléchisse à un aménagement plus profond de la législation relative aux accouchements sous X. Certains dénis de grossesse débouchent sur un accouchement sous X. La mère devrait laisser une lettre à son enfant afin qu'il puisse connaître son histoire. La mère a le droit d'accoucher sous X, mais l'enfant a également le droit de connaître son histoire, deux droits coexistent et une discussion pourrait s'ouvrir, afin peut-être de mieux protéger ces enfants tout en maintenant le droit bien entendu à l'accouchement sous X. L'enfant devenu sujet devrait avoir la possibilité de connaître un minimum de son histoire, car comme l'écrivait Winnicott (1943) « un bébé seul cela n'existe pas » et cela prend tout son sens pour moi.

Il serait judicieux que le futur *DSM* classifie le déni de grossesse comme une véritable pathologie, ce qui pourrait permettre une meilleure prise en charge de ces femmes (le déni de grossesse deviendrait une pathologie liée à la grossesse) et d'adapter le Code pénal français.

Dans la majorité des dénis, les mères investissent leur enfant ; les cas les plus extrêmes se situent lors d'un déni d'enfant ou d'un déni d'être mère, ce terme est plus explicite pour moi, car il s'agit de la mère et de son impossibilité à être mère alors que l'enfant existe ; cependant il n'est pas représentable et ne peut être investi.

Lors d'un déni de grossesse partiel ou total, le désir d'enfant semble être présent. Le déni de grossesse peut aussi déboucher sur un déni d'être mère et ces enfants me paraissent en difficulté, la double incertitude père et mère sera présente et un travail psychanalytique (ou si la psychanalyse ne peut être appliquée, un travail de psychothérapie analytique) serait nécessaire.

Ce mémoire va changer ma façon d'exercer en ce sens que ce n'est pas la réalité qui compte, mais la représentation de la réalité, et qu'il existe autant de réalités que de personnes. Si ces notions ont été étudiées lors de cours théoriques (la réalité, le Réel, Lacan), grâce à ce mémoire, j'ai pu vraiment comprendre par la clinique ce qu'elles signifiaient plus précisément.

Tout psychanalyste se doit d'être neutre et quelquefois cela peut être difficile. Grâce à ce mémoire et aux enseignements que j'en retire, la neutralité essentielle à tout psychanalyste est devenue une évidence pour moi. En effet, ma réalité m'appartient et elle n'est pas celle de l'analysant.

Il m'apparaît qu'une prévention systématique pourrait être proposée aux femmes ayant vécu un déni de grossesse. Par prévention, il faut entendre une prise en charge de la femme entre la levée du déni de grossesse et l'accouchement, un suivi psychologique pourrait être proposé dans le cas de déni partiel. Cette prévention existe dans certaines maternités, mais elle n'est pas systématique. En effet, tous les dénis ne sont pas orientés vers la psychologue et cette proposition n'est pas toujours faite aux futures mères.

Comme je le disais à mon guidant de mémoire, je suis contente d'avoir mené ce mémoire « à terme » ; c'est un lapsus qui en dit long…

BIBLIOGRAPHIE

Adam Jacques, « La *Verleugnung*. Introduction à la conception à se faire de l'acte analytique », *Champ lacanien*, vol. 2, n° 1, 2005, pp. 257-264.

Anzieu Didier, *Le Moi-Peau*, Paris, Dunod, 1995.

Bayle Benoît (ss la dir.), *Le déni de grossesse, un trouble de la gestation psychique*, Érès, Toulouse, 2016.

Bonnet Catherine, *Geste d'amour, accouchement sous X*, Paris, Poche, 1996.

Boullier Dominique, « Au-delà de la croyance, je sais bien, mais quand même », *Cosmopolitiques n° 6,* mars 2004.

Célérier Marie-Claire. « Le déni du corps dans la maladie », *Champ psychosomatique*, vol. n° 33, n° 1, 2004, pp. 87-104.

Code pénal français, Éditions Dalloz, 1992-93.

Crocq Marc-Antoine et coll. & APA, *DSM-5, Manuel diagnostique et statistique des troubles mentaux*, Elsevier Masson, 2015.

Delorge Sébastien, « Déni de grossesse et droit pénal », *Revue de santé scolaire & universitaire*, vol. 4, n° 21, mai 2013, p. 24-25.

Fournier Catherine, *Quelque chose que je n'avais jamais rencontré, le déni absolu de grossesse*, France info, 18 novembre 2018.

Freud Anna, (1949), *Le moi et les mécanismes de défense*, Paris, PUF, 1969

Guernalec-Lévy Gaëlle, *Je ne suis pas enceinte, enquête sur le déni de grossesse,* Stock, Paris, 2007

Guillaumin Jean, « L'opérativité et le corps dans le "monisme" freudien », *Revue française de psychanalyse*, vol. n° 62, n° 5, 1998, pp. 1477-1482.

Jacques Béatrice, *sociologie de l'accouchement,* PUF, Paris, 2007.

Journées nationales, in *Mise à jour en gynécologie médicale*, Paris, 2010.

Laplanche Jean & Jean-Bertrand Pontalis, *Vocabulaire de la psychanalyse*, Paris, PUF, 1969.

Lesœurs Guy, « Ontologie du corps et de la psyché » (article en cours de publication).

Mannoni Octave, *Clefs pour l'imaginaire : l'autre scène*, Le Seuil, 1969.

Marinopoulos Sophie & Israël Nisand, *Elles accouchent, mais ne sont pas enceintes*, Condé sur Noireau, LLL, 2011.

Mazoyer Anne-Valérie, Anissa Barigou & Sonia Harrati. « Que nous apprend le déni de grossesse sur l'investissement de la sexualité génitale ? », *Enfances & Psy*, vol. 51, n° 2, 2011, pp. 119-125.

Minjollet Pauline & Gisèle Apter, *Le corps du déni*, Érès, Toulouse, 2016.

Missonnier Sylvain, E*ntre déni et (dé)négation, plaidoyer pour une psycho(patho)logie psychanalytique,* Érès, Toulouse, 2016.

Pereira de Oliveira Céline. « "Le déni de grossesse" : une entité clinique valide ? », *Topique*, vol. 123, n° 2, 2013, pp. 189-207.

Resnick Philip, « Meurtre de nouveau-né : une synthèse psychiatrique sur le néonaticide », *Enfances & Psy*, vol. 44, no. 3, 2009, pp. 42-54 (traduit de l'anglais par Marie-Camille Genet, Rebecca Evans, Véronique Voruz, Suzanne Yang).

Rey Anny (conférence), « Introduction à la sexothérapie », IFAPP/EDUPSY Avignon, 8 mars 2019.

Schaller Sophia, (conférence), « Introduction au transgénérationnel », IFAPP, Marseille, 2018.

Sicard D., *La médecine sans le corps*, Plon, Paris, 2002.

Tschannen *Kelly, Magali* Mira, *Malika* Giacomini *& Laura* Palmieri, *Un passager clandestin, vérités sur le déni de grossesse,* Mémoire de la Haute École de santé de Genève, 2013.

Wanimoveto, *La grossesse nerveuse chez la chienne*, Dre Bénédicte Hivin. Publié le 3 mai 2017. Mis à jour le 18 novembre 2019, www.webveto.centravet.net.

Émission TV : Le *monde en face*, « Déni de grossesse, à mon corps défendant » : France 5, émission du 9-10-2018.

TABLE DES MATIÈRES

REMERCIEMENTS 7

INTRODUCTION 9

I- THEORIE 17

1.1- La grossesse : point de vue sociologique 17
1.2- Déni de grossesse : protection de la mère ou de l'enfant 22
1.3- Déni de grossesse : aspects juridiques 26
1.4- L'enfant né à l'issue du déni 27
1.5- Déni et néonaticide 29
1.6- Unité corps-psyché 31
1.7- Psychosomatique et grossesse 33
1.8- Psychanalyse et grossesse 36
1.9- Le déni : mécanisme de défense 38
1.10- Synthèse de la partie théorique 41

II- CLINIQUE 43

2.1- Lise : vignette clinique n° 1 (« Déni de grossesse : à mon corps défendant », France 5) 43
2.2- Farida, après son accouchement, témoignage 1 44
2.3- Noyau psychique et déni de grossesse 47
2.4- Marjorie, enfant issue d'un déni de grossesse, témoignage 2 48
2.5- Documentaire TV (« Déni de grossesse : à mon corps défendant ») 51
2.6- Sophie sage-femme, témoignage 3 54
2. 7- Sabine, psychologue exerçant dans une maternité, témoignage 4 58
2.8- Synthèse de la partie clinique 61

III- DISCUSSION 63

3.1- Corps et esprit désunis ou unis dans le déni de grossesse ? 63
3.2- Déni de grossesse, un mécanisme de défense toujours levé par la naissance de l'enfant ? 66

3.3- Dissimulation, dénégation de grossesse 71
3.4- Déni de grossesse et désir d'être mère 73
3.5- Place et rôle de la complicité familiale 75
3.6- Conséquences pour l'enfant né à l'issue du déni 77

CONCLUSION 79

BIBLIOGRAPHIE 85

Structures éditoriales du groupe L'Harmattan

L'Harmattan Italie
Via degli Artisti, 15
10124 Torino
harmattan.italia@gmail.com

L'Harmattan Hongrie
Kossuth l. u. 14-16.
1053 Budapest
harmattan@harmattan.hu

L'Harmattan Sénégal
10 VDN en face Mermoz
BP 45034 Dakar-Fann
senharmattan@gmail.com

L'Harmattan Cameroun
TSINGA/FECAFOOT
BP 11486 Yaoundé
inkoukam@gmail.com

L'Harmattan Burkina Faso
Achille Somé – tengnule@hotmail.fr

L'Harmattan Guinée
Almamya, rue KA 028 OKB Agency
BP 3470 Conakry
harmattanguinee@yahoo.fr

L'Harmattan RDC
185, avenue Nyangwe
Commune de Lingwala – Kinshasa
matangilamusadila@yahoo.fr

L'Harmattan Congo
67, boulevard Denis-Sassou-N'Guesso
BP 2874 Brazzaville
harmattan.congo@yahoo.fr

L'Harmattan Mali
ACI 2000 - Immeuble Mgr Jean Marie Cisse
Bureau 10
BP 145 Bamako-Mali
mali@harmattan.fr

L'Harmattan Togo
Djidjole – Lomé
Maison Amela
face EPP BATOME
ddamela@aol.com

L'Harmattan Côte d'Ivoire
Résidence Karl – Cité des Arts
Abidjan-Cocody
03 BP 1588 Abidjan
espace_harmattan.ci@hotmail.fr

Nos librairies en France

Librairie internationale
16, rue des Écoles
75005 Paris
librairie.internationale@harmattan.fr
01 40 46 79 11
www.librairieharmattan.com

Librairie des savoirs
21, rue des Écoles
75005 Paris
librairie.sh@harmattan.fr
01 46 34 13 71
www.librairieharmattansh.com

Librairie Le Lucernaire
53, rue Notre-Dame-des-Champs
75006 Paris
librairie@lucernaire.fr
01 42 22 67 13

www.ingramcontent.com/pod-product-compliance
Lightning Source LLC
LaVergne TN
LVHW051412061026
849535LV00009B/3492